健康，从养护好细胞开始

U0278276

江　瀚　徐建雄　李　艳◎著

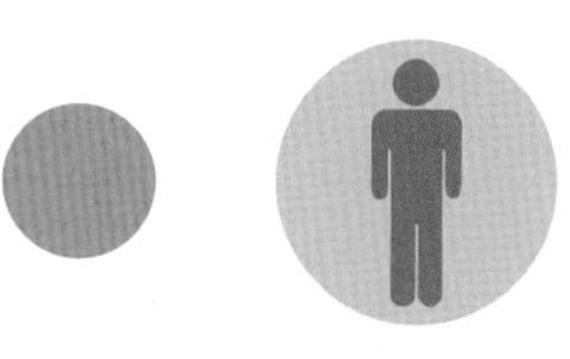

养生抗衰，营养先行
防治之本，源在细胞

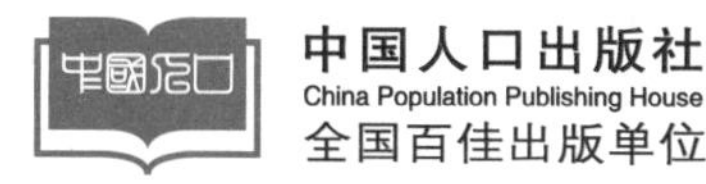

中国人口出版社
China Population Publishing House
全国百佳出版单位

图书在版编目（CIP）数据

健康，从养护好细胞开始 / 江瀚，徐建雄，李艳著
. -- 北京 : 中国人口出版社，2021.3
ISBN 978-7-5101-7804-7

Ⅰ. ①健… Ⅱ. ①江… ②徐… ③李… Ⅲ. ①健康－普及读物 Ⅳ. ① R161-49

中国版本图书馆 CIP 数据核字 (2021) 第 008825 号

健康，从养护好细胞开始

JIANKANG CONG YANGHU HAO XIBAO KAISHI

江 瀚 徐建雄 李 艳 著

责任编辑 李玉景
责任印制 林 鑫 单爱军
装帧设计 北京品艺文化传播有限公司
出版发行 中国人口出版社
印 刷 北京柏力行彩印有限公司
开 本 710 毫米 ×1000 毫米 1/16
印 张 8.5
字 数 120 千字
版 次 2021 年 3 月第 1 版
印 次 2021 年 3 月第 1 次印刷
书 号 ISBN 978-7-5101-7804-7
定 价 39.80 元

网 址 www.rkcbs.com.cn
电子信箱 rkcbs@126.com
总编室电话 （010）83519392
发行部电话 （010）83510481
传 真 （010）83538190
地 址 北京市西城区广安门南街 80 号中加大厦
邮政编码 100054

版权所有 侵权必究 质量问题 随时退换

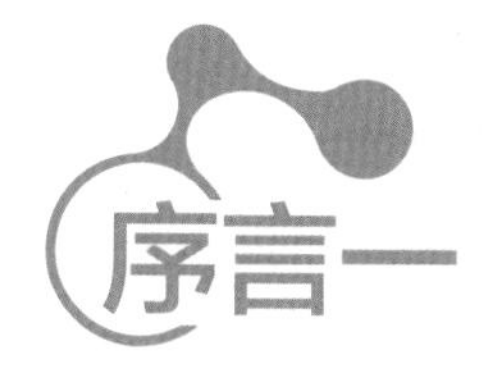

我在国内营养保健食品行业工作将近三十年，依次从事了研发、生产、营销、协会和行业智库管理等业务工作，意气风发的黑发人如今已是两鬓斑白。然而，遗憾的是，入行时这是一个英才辈出、人人仰视的新兴市场，而当下却变成了一个饱受争议、信誉扫地的问题行业。

三十年来，我梦想营养保健食品行业能成为国计民生的支柱。然而事与愿违，行业认可度并没有越来越高。21世纪初，我不得已选择淡出营养保健食品销售一线，希望能够站在客观的角度，以一个学者的身份为行业发展描绘蓝图、摇旗呐喊。其后虽独立承担了一系列产业发展、政策研究等科研任务，但未能有大的突破。

在研究过程中，最困扰的莫过于对营养保健食品科学性的解释和行业商业价值的阐述，以至于所有的研究都好像无本之木而难以成材。直到几年前接触到KB-120和它的创始人江瀚博士，就像打开了一扇窗，一切变得豁然开朗。KB-120的研发逻辑不仅完全突破了国内营养保健食品固有的思维，甚至也超越了世界上正在流行的研发思想。

大家都能理解：营养素是生命的物质基础，均衡的营养是健康的物质基础。如果营养失衡必然加大患病的风险，甚至直接危害身体健康。科学研究在逐步揭示除了弥补营养短板这个机制之外，精准补充抗氧化剂组还可以平衡氧化应激，减少过多的自由基对健康细胞和DNA的攻击。江瀚博士的贡献就在于将以上二者结合，创造了新一代的产品研发模式。

作为产业政策学者，我从KB-120这个创新的研发模式中获得了丰富的知识营养。首先，营养保健食品的科学原理可以说清了，即维护氧化还原平衡与精准营养补充；其次，产品的科学作用也有了答案，即通过改善细胞健康状况提升人体基础健康水平，进而让医药体系尚无能为力的一些难题迎刃而解；再次，可以看明白营养保健食品的产品属性是食品，而其商业定位是健康产业。所以说，KB-120——中国第三代营养保健食品的领先技术。

从历史角度看，国内营养保健食品行业曾经是营销为王，谁掌握了优势的营销资源谁就拥有了市场话语权，其结果是一些不专业的企业和人员成为市场主宰，他们夸大宣传的过度营销行为透支了行业声誉。而KB-120的出现，让我们可以看清行业现在是科技为王，掌握着创新科学技术和原研产品的企业才是笑到最后的市场赢家。因为行业将不再背负“伪科学”的质疑，可以昂首挺胸一路高歌走进科技创新的新时代。

《健康，从养护好细胞开始》这本书不仅再次给予我振聋发聩的启发，还将帮助深受各种健康问题困扰的人士走出营养认知迷宫。

这本书让我有机会再一次梳理了自己本来有些凌乱的营养健康科学知识，有助于我们更清晰地描绘出营养保健食品行业升级发展的蓝图与路径。同时也借这个机会，郑重推荐给渴望了解营养健康产品知识的您，从此不必再被软文和段子手整得云山雾罩，您可以沿着书中深入浅出的科学实践小路轻松漫步，一直走向健康人生。

王大宏

庶正康讯智库创始人

中国保健协会市场工作委员会秘书长

2020年国庆节于中国北京

序言二

毋庸讳言，每个人都希望自己活得长寿一些，活得健康一些。可以坦言，年龄越大，希望活得更久的欲望会越强烈。

远在春秋战国时期，我们的老祖宗就在我国最早的医学典籍《黄帝内经》中有所阐述：“人尽其天年，度百岁乃去。”古人说的“天年”为生命中的两个甲子，即一百二十年。因为有“尽其天年”的诱惑，从古至今，上至皇亲国戚下到黎民百姓，莫不为求长命百岁而想尽办法、用尽手段，甚至远渡大洋为求长生不老之法，不过都事与愿违，难成长命之梦想。

历经数千年之后，现代的科学家和医学家也共同判定，人类的正常寿命应该在120岁左右。既然有共识，人应该可以活到120岁甚至更长，那到底是什么原因造成绝大部分的人都未能活过百岁之寿呢?

据研究，这主要是由环境因素对机体正常机能的影响，并叠加心理因素等原因导致了机体机能早衰而造成的。

我最尊敬的友人和合作伙伴江瀚博士带领他的研发团队，为探索人类的健康生命密码进行了二十余年孜孜不倦、锲而不舍的研究。以现代细胞营养学方法创造的KB-120专利技术，对人体机能早衰修复的功效，已被现代医学实验证明是可评价的。循此途径，通过平衡机体氧化应激状况的方法，及时调整自身的亚健康状态，让每一个人都能够拥有更健康、更有质量的生活，已然不再是遥不可及的梦想。

名字中“120”的含义，就是江瀚博士团队的奋斗目标与定位：为人类健康长寿120岁而不懈地努力！

经历了与新型冠状病毒肺炎的抗争之后，整个社会各个阶层对生命的理解都有了不同层次的感悟，那就是：健康地活着，真好！这是我们最大的心声。

愿KB-120技术发扬光大，不断进步，普惠于全人类！希望有更多的人能受益于KB-120技术，更加健康，更加长寿，更加有质量地活在当下，享受人生不断进步的未来！

李和鑫

香港中文大学和声书院创办人

2020年8月于中国台湾

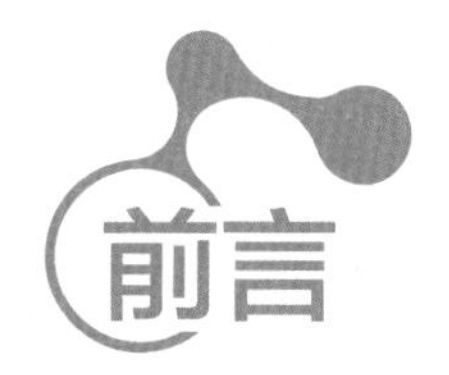

管理好自身的健康，想必是每一位成年人的心愿。在这个信息量空前溢出的时代里，如何让尽可能多的人获得生活化的健康科学信息，来实现对自身健康的有效管理，便是作者撰写本书的初衷。

生命的运行机制可谓是精密至无与伦比。随着现代科学技术的高速发展，人体的奥秘也正以更多维的角度得以展示与解释。正如不会有单一的影响因子可以完成对身体全系统的呵护一样，也不会有任何一种营养组分可以被视为延年益寿的“仙丹”。因为，生命体的运行是一项系统性的运行，故而，系统的维护也应当由系统的方法来进行。古今中外，在人类社会发展的进程中，这样的方法不断地被认知、被运用，为大众的健康事业发挥了无可替代的作用。

就此而言，KB–120天然多元小分子网络抗氧化营养技术便是这类系统方法之中的新成员。从“抗氧化网络”方法升级为“网络抗氧化”方法，实现对人体早衰状况有效干预的目标，KB–120技术为大众的自我健康管理，提供了一个科学化和生活化的应用场景。特别是在国家实施“健康中国2030”的重大战略目标之际，如何通过有效平衡体内过量自由基对健康的损害，变“治慢病”为“防慢病”，已经成为人们对自身健康管理的共同思考与追求。

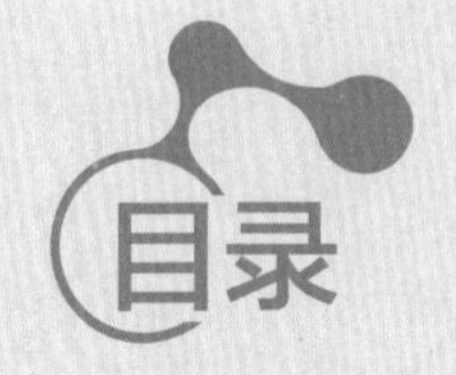
目录

开篇语

在您阅读本书之前，请您先了解一下“KB-120”的含义。

KB-120作为一项新技术、新理念，其名字是这样组成的：“K”是技术发明人英文名字（Konghon）的首字母；“B”是生物技术英文单词（biotechnology）的首字母，表明该技术是基于生物技术的方法而创建；“120”是国际学术界对人类生物学寿命120岁的共识与祈愿，表明了该技术服务于人类健康长寿120岁的愿景与使命。

细胞是人体构成与运行的最基本单位。细胞的健康是身体健康的根本。KB-120对细胞健康的贡献，主要着力于一个“护”字。愿KB-120能够成为您的健康之友。

日本食品分析中心细胞生物学实验室对KB-120可有效保护健康细胞免受氧化应激损伤的功效测定：

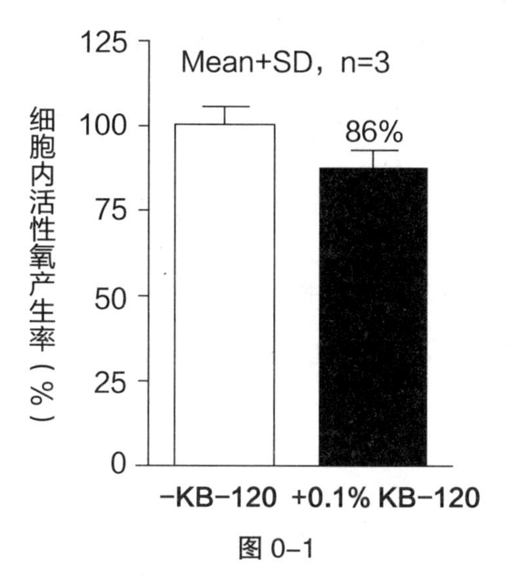

图 0-1

注： Mean 为算数平均值；SD 为标准差，是描述一组变量离散分布的统计量；n 为样本量。在绿脓菌素诱导下，与未添加检测试剂相比，每毫升培养基中添加了 1000 微克检测试剂（KB-120）的细胞内活性氧发生率是 86%，降低了 14%。

结果表明，在氧化应激的情况下，KB–120可有效保护细胞的健康。本项试验采用“NHDF细胞（正常人皮肤成纤维细胞）”完成。

美国细胞生物学实验室对KB–120可有效保护健康细胞免受氧化应激损伤的功效测定：

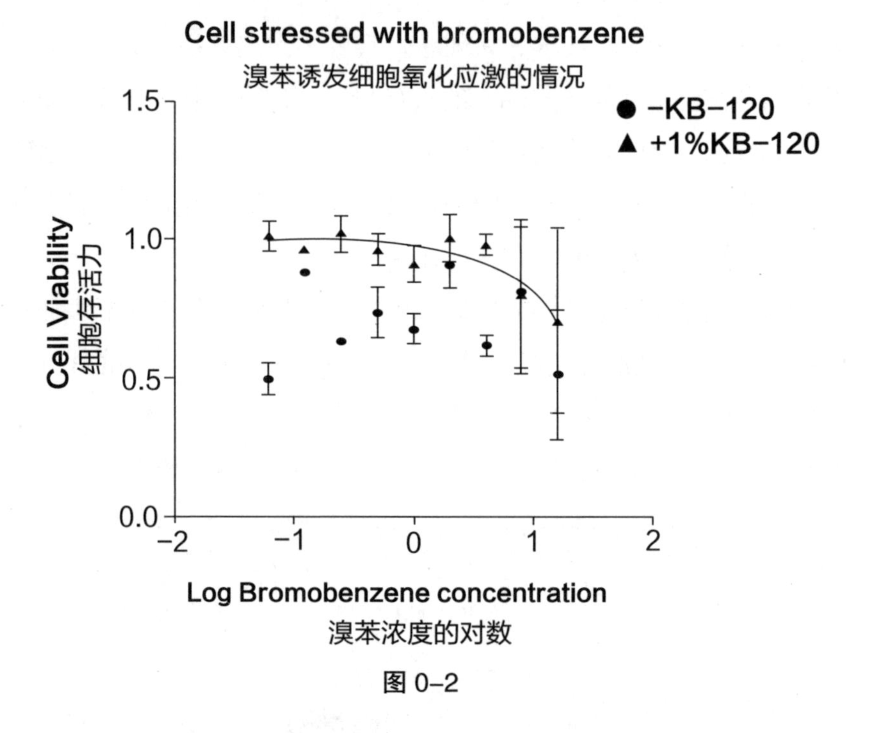

图 0–2

注：在细胞培养基中添加了 1% 检测试剂（KB–120）后，在各个浓度的溴苯诱发细胞氧化应激情况下，细胞存活力都得以提高。

结果表明，在多梯度氧化应激的情况下，KB–120均可有效保护细胞的存活力。本项试验采用“Hela细胞的衍生细胞”完成。

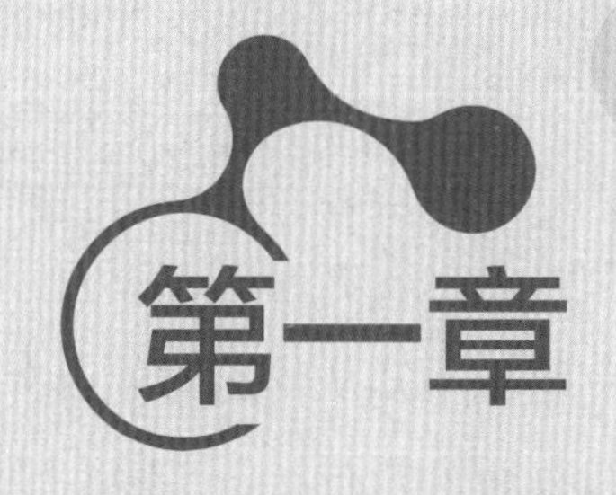

现实遇见『奇迹』

第一节　健康成为不可避免的议题

健康是每一个人在一生中都在面对的命题。不知从什么时候开始，身体状态改变的信号接踵而来。

“20来岁，正是大家眼中最好的时光，然而自己却从未这么觉得。似乎从来没体会过所谓的年轻的活力是什么，做什么都提不起劲。”

“30岁了，不知为什么成功怀孕的概率急剧降低，也从未想过怀孕会是一个难题。但是，现在才突然发现，原来生个孩子竟然是人生的一个难题。”

“虽然说还年轻，但却感到没什么活力。从来没想过会在这个年纪长出那么多白发，去年体检查出子宫肌瘤，医生说这是常见病但很大程度受情绪的影响。身体越来越走下坡路，这可怎么办？”

“明明40岁还不到，大毛病没有但精力明显变差了，每年体检都变得心惊胆战。上有老下有小，生怕查出什么大病，整个家就垮了。”

“快60岁了，虽然即将退休，但身上的担子丝毫没有减轻。一边要为孩子的前程保驾护航，另一边又要面对父母身体的每况愈下。”

“步入花甲，终于可以退居二线。最幸福的事是可以和家人一起享受假期。享受不曾看过的美景和不曾尝过的美食，和家人朋友在一起的每一刻都是幸福的。只希望自己能够保持健康，能行到更远的地方，看更美的风景。”

“古稀之年，年轻时为身体健康打下怎样的基础此时全都能够显现。少一点儿病痛，就多一点儿行动上的自由。此时饮食上已有许多忌口，营养的补充就显得更加重要。”

世界卫生组织（WHO）1989年对健康下了定义，指出：健康不仅是没有疾病，它包括躯体健康、心理健康、社会适应良好和道德健康。世界卫生组织还提出了健康的10条标准：

1. 精力充沛，能从容不迫地应付日常生活和工作，而不感到过分紧张和疲劳。

2. 处事乐观，态度积极，乐于承担责任，事无巨细不挑剔。

3. 善于休息，睡眠良好。

4. 应变能力强，能适应环境的各种变化。

5. 能够抵抗一般性感冒和传染病。

6. 体重适当，身材均匀，站立时头、肩、臂位置协调。

7. 眼睛明亮，反应敏锐，眼睑不发炎。

8. 牙齿清洁，无龋齿，不疼痛；齿龈颜色正常，不出血。

9. 头发有光泽，无头屑。

10. 肌肉丰满、皮肤富有弹性。

此后，世界卫生组织的一项全球性调查表明，真正健康的人仅占5%，患有疾病的人占20%，而75%的人则处于亚健康状态。亚健康（sub-health）又称第三状态，也称灰色状态、病前状态、亚临床期、临床前期、潜伏期等，是介于健康与疾病之间的一种状态，无临床症状或症状轻微，但已有潜在的病理信息。其最主要的表现形式为慢性疲劳综合征（chronic fatigue syndrome, CFS），这已引起各国政府及相关部门的高度重视。

2007年中华中医药学会发布的《亚健康中医临床指南》指出：亚健康是指人体处于健康和疾病之间的一种状态。处于亚健康状态者，不能达到健康的标准，表现为一定时间内的活力降低、功能和适应能力减退的症状，但不符合现代医学有关疾病的临床或亚临床诊断标准。

不同年龄阶段的人都有各自的“健康之殇”。亚健康的备孕夫妇会因种种原因不能拥有自己的孩子；易疲劳、易失眠的体质会令工作和生活质量都大打折扣；而心脑血管疾病将中年人禁锢在狭小无趣的生活圈内：不敢轻易享受美食，不敢轻易去到远方；一旦家庭中有人患了重疾，那即是整个家庭的灾难。

养生消费成为新潮流

养生在中老年人中较为普遍，现在却越来越成为年轻人的时尚。年轻人“刚工作一年就开始养生”这样的话题频频登上媒体热搜榜，越来越多的“95后”加入养生大军。专为“90后”而建立的线上养生课堂获得热捧、“保温杯+枸杞”的爆红、“90后”被调侃面临发际线危机……养生话题在年轻人当中的热度不断攀升。当下年轻人的“养生文化”很有意思，尽管有部分人真的生活很规律健康，但也有不少是“朋克养生”——用最贵的眼霜，熬最长的夜，啤酒加枸杞，可乐放党参。但无论是真养生还是朋克养生，都折射出一种年轻人对健康体魄的向往。

随之而来的是他们对养生产品消费态度的迅速转变。根据第一财经商业数据中心发布的《2018生活消费趋势报告》，从搜索量来看，“90后”以及“95后”的年轻消费者对于“养生”的偏好度从2017年1月的不偏好，开始转变为7月的中立，到8月和9月偏好度明显上升，甚至超越了1990年前出生的消费者。“上大学之后，个人感觉身体的确不像高中时那么有活力。每次熬完夜第二天就会在保温杯里泡花旗参加枸杞来安慰自己。”一位“95后”广州大四女生小潘说，她这两年也将“养生”提上了日程。

而对中年人来说，此阶段是人生中最宝贵、最精彩也是最繁忙的时期。以前人们认为人类用脑的黄金时代是20～29岁，之后就开始走下坡路了。但有研究表明，40～49岁才是人生最睿智的时期。所以中年人更应该好好守护自己的健康——毕竟现在正是大好时候呢！

人到中年以后，细胞的再生能力、免疫功能开始逐渐减弱。内分泌，特别是性腺的功能正在逐渐下降。感觉器官的能力随着年龄的增长逐步减退。可以说身体的各个部位的部件和器官都在逐渐趋向老化。由于心脏和肺的应变能力降低，常常导致不能再胜任年轻人那样的体力劳动；眼球的自然调节能力逐渐减弱，视力下降；膀胱储备能力降低，出现尿频和夜尿增多等情况。中年人心理应激过度，容易产生冠心病、癌症、各种神经功能的失调等。这些变化不会突然发生，而会有一个延续不断的发展过程，这是每一个人都必经的自然规律。但如果中年人能够正确掌握营养保健与养生的方法，在一定程度上是可以延缓减轻这些提早到来的衰老症状的。

根据某电商平台的“2018健康消费报告”显示，消费者整体对健康的关注度都有着明显提升，健康类商品消费逐年增加，用户群体也在持续扩大。2017年，健康消费金额同比增长高于该电商网站的全站水平。青年人和中年人正是此类消费群体的主力军。

常被忽视的男性健康

男性需要面对来自社会、工作和家庭等各个方面的压力，因而常常忽视了自身的健康问题。男性在不同年龄段都会面临不同的健康问题，越来越多的疾病正快步向男性走来，并不断地严重威胁到他们的身心健康。例如前列腺炎症（50%的男性在一生中有过前列腺炎的症状[①]）、性功能障碍、高血压、糖尿病、疲劳综合征、肥胖综合征、脱发秃顶等。全世界范围内男性的平均寿命要比女性要短2～3岁。这些危害男性健康的现状也早已引起世界卫生组织的高度重视。

① 魏灵，沈文浩，王永权，等．慢性前列腺炎影响生活质量的关键症状及发生部位研究[J]. 局解手术学杂志，2020，29（02）：146-150.

30岁左右的男性是生育的主要人群，随着全面两孩政策的实施，不少大龄夫妇加入再生育大军，男性不育症也随之成了男科“热门”疾病。不良环境、吸烟、酗酒、压力、情绪等对男性生育力都具有明确的不良影响。

在度过了而立之年后，很多男性总是力不从心，饱受阴茎勃起功能障碍（ED）的困扰。这不仅影响患者及其伴侣的生活质量，也可能是心血管疾病的早期症状和危险信号。它和心血管疾病有相同的高风险因素，如肥胖、糖尿病、血脂异常、代谢综合征、缺乏锻炼、吸烟等。

我们总是在说女性的更年期，而往往忽略了男性也有更年期。50岁后，男性的雄性激素机能逐渐衰退，尤其睾酮分泌减少，造成睾酮缺乏而带来的一系列身心障碍症候群，被称为男性更年期综合征。主要表现为体能下降、容易疲劳、记忆力减退、注意力不集中、烦躁不安、抑郁、潮热、阵汗和性功能减退等症状。

前列腺增生作为男性特有疾病，会随年龄增长而发病率升高，到60岁时发病率大于50%，80岁时高达83%。不仅影响患者生活质量，也易诱发其他疾病。最典型的症状是尿频、尿急、夜尿增多，以及排尿踌躇、尿线细、排尿困难、尿不尽等，严重的会出现尿潴留、反复感染、血尿、膀胱结石、肾积水等。

以上这些“隐疾”正埋伏在千千万万男士的身体之中，而这些男士或难以启齿，或以繁忙的工作生活掩盖，或采取一些不科学的措施，病情得不到控制，反而变本加厉。对于这些“男”题，我们该如何更好地认识它们，解决它们呢？正确认识并关注自己的状况，便是男士们实现改变这些状况愿望的开始。

女性健康与每一个家庭的幸福息息相关

当下越来越多人关注女性健康，女性健康跟每一个家庭的幸福美满都有着直接的关系。据《健康之友》发布的中国女性健康趋势报告指出，女性健康涉及女性的健康饮食、女性的疾病、女性的睡眠等多个方面，显现的问题也很多。

蔬菜、水果摄入量不足。按照世界卫生组织推荐标准，每个人蔬菜、水果类日摄入量不应少于400克。而根据中国疾病预防控制中心的数据，我国18岁以上居民人均每日蔬菜、水果摄入量不足400克的比例达52.8%，其中女性比例高达51.7%。蔬菜、水果摄入量不足，直接影响纤维和维生素的吸收，人体机能也因此失调，甚至加大引发大病的风险。

常常不在正常时间就餐。白领女性中，没有吃早餐习惯的多达26%。而这些人中，有就吃、没有就不吃的则占到了40%。早餐以外，常常不在正常时间就餐的人占到了23%，其中有1%的人表示：“从来没有正点吃过饭。”

相信营养小药片。补充营养品成为都市女白领的新健康法则。她们中有64.3%的人每天按时定量服用各式营养补充剂，其中钙片和维生素片最普遍也最受宠。33.3%的女性，还会根据身体状况变化，或者心情的好坏不同，选择尝试新品种的营养补充剂。

抑郁症发病率高。据联合国世界卫生组织估计，全球目前有3.5亿人口正为抑郁症所苦，到2020年，抑郁症将与心脏病共同成为影响人类生活质量的两大疾病。女性经常面临生活压力，容易比男性沮丧。社会对女性形象有苛刻的要求，使女性经常处于无法达到完美的焦虑中，但女性却相对拥有较少的能力来帮助解决问题。在种种因素的作用之下，女性自然比男性容易患抑郁症，根据一项研究显示，女性终身忧郁症患病率达20%～26%，几乎是男性8%～12%的两倍。因此，女性一定要更加关注这方面的问题。

生理周期不正常。据《“爱护你，守护你”2015中国女性健康趋势报告》《2012年中国育龄女性生育环境抽样调查》等资料显示，大约有80%的女性生理周期是不太正常的。为此，妇科医生常常对大家的建议是，要测几个周期基础体温的曲线，要记录自己经期的状况，养成规律的生活习惯，并且要定期吃一些补血的食品，而超过一定年龄的女性可以在医生的指导下，进行雌性激素补充。

深受妇科病困扰。统计显示，育龄妇女妇科疾病发病率高达70%以上，几乎所有女性一生中都曾被不同程度的妇科炎症所困扰，其中更有5%以上的女性因病情严重而影响了正常的工作和生活。阴道炎、宫颈炎在女性中的发病率最高。

偏头痛而不就医诊疗。精神压力大，得不到缓解的女性常常会引发偏头痛。但作为常见病的偏头痛却并没有赢得足够重视，仅有50%的女性会因为头痛去医院检查，多数人仅靠非处方药物进行治疗。

乳腺癌位居新发病例榜首。世界卫生组织的调查显示，乳腺癌是女性新发病例中的首位，其次为肺癌、结直肠癌、子宫体癌及甲状腺癌。

被不孕不育症困扰。据《中国不孕不育现状调研报告》显示，中国育龄夫妇不孕不育发病比例达到1/8，不孕不育患者已超过5000万人。30%~40%女性不孕的原因仅仅是因为平时不注重妇科病检查，比如输卵管感染后的损伤。衣原体感染治疗不当的妇女，10%~40%发展为有症状的盆腔炎症。

这些触目惊心的数据真实地发生在我们的身边，人的第一财富是健康，健康的身体可以滋养美好的灵魂。健康，是最难能可贵的人生财富。

第二节　这里有变化正在悄悄发生

与此同时，有一些令人惊喜的变化正在悄悄发生，这里有一个真实的故事要与你分享。

女人无论在什么时候都有美丽的权利，也都有选择的权利。来自浙江的房女士，是一位在事业上颇有建树的成功女性。她优雅自信、从容美丽，喜欢和爱人一起去全世界旅游，也喜欢在厨房研究美食。多年来，房女士和丈夫一起，努力打拼事业，终于收获一份不错的家业。周围亲朋好友无不艳羡：房女士不但气质好，事业也有声有色。

然而，当年龄迈入35岁之后，似乎一切都渐渐不再顺心如意了。房女士觉得自身的光环在逐渐消失。

最先感受到的是身体的变化：精力明显不如从前；脸上胶原蛋白也都像说好了一样，在短短几年里集体“出走”；皮肤慢慢失去弹性，变得松弛；再多、再贵的保养品也唤不回当年神采飞扬的自己。

除了身体的变化，身边的环境也一样给房女士带来冲击。曾经亲密无间的闺密纷纷投身于自己的家庭，难得的聚会话题永远围绕着养育孩子，而她只能微笑倾听，插不上话。

多年忙碌的工作令她和丈夫的生育计划一再延后。曾经的她也满不在乎：孩子不是生活的必需品。而如今看着小婴孩一张张粉嫩的小脸，她心动不已，不禁开始怀疑：这真的不是我想要的吗？

就这样，中年危机来得比预想的更早、更急。经过数个辗转难眠的夜晚后，房女士终于走进医院，对身体进行了全面检查。然而却万万没想到，现实的重击突如其来，医生判断：由于长期疲劳、紧张、快节奏的生活，造成了卵巢的损伤，房女士已不再适合怀孕。瞬间被剥夺成为母亲的可能，令房女士一蹶不振，神采不再，甚至憔悴苍老了几分，连爱人也束手无策，几番折腾后夫妻之间也不免落下嫌隙。

难道，当初选择为自己而活错了吗？在一次美容的过程中，同在做美容的女伴向房女士推荐了天然多元小分子网络抗氧化营养素。起初只是用它作为养肤辅助，在连续服用一个月后，肌肤就像被施了魔法一般焕发健康光彩，就像一道光照进原本灰暗的生活。又继续服用一段时间后，房女士感到整个人都有了活力，心里的阴霾一扫而光。在服用营养素的第二个月时，房女士在某饭局上忽然感到没来由的恶心，对一桌宴席没了食欲，整个人又开始变得乏力。难道之前的抑郁状况又回来了？这时丈夫提醒了她：是不是应该做个验孕测试？果不其然，房女士真的怀孕了，她打破了医生的“判决”，并成功诞下一个男婴！生活就此锦上添花，幸福美满！

怀着对小分子营养素的感谢和兴趣，房女士联系到了专家，想了解其中的奥秘。原来，这款小分子营养素对房女士因长期健康压力导致的卵巢氧化损伤提供了自我修复的帮助，使得房女士的卵巢机能恢复了青春的状态。抵御过量蓄积“自由基”的侵害，肌肤由内而外得到修复新生，连卵巢机能也获得修复，难怪能有这样的“意外之喜”。

生活的选择多种多样，并非只有一个正确选项。新的可能在不断被提出，新的希望正不断闪现。

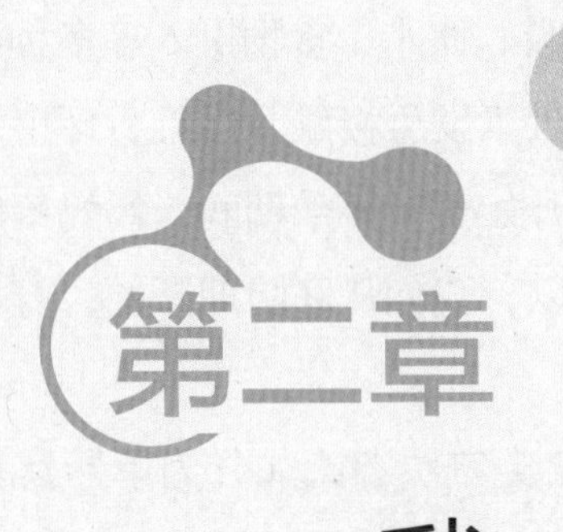

第二章

我们生存的环境

从2006年6月16日世界卫生组织发表的题为《通过健康环境预防疾病——对疾病环境负担的评估》的报告中可知，约1/4的疾病是环境因素造成的，而人类癌症约有90%与环境中的化学致癌物质有关。那么，为什么有这么大比例的癌症会与环境因素有关呢？

这是因为，在日常生活中，人体通过呼吸、饮水、食物摄入等多种途径，时时与环境中无处不在的各种危险致病因素发生接触。而且，环境危险因素对健康的损害，在人的胚胎期就已经开始了。怀孕期间，妈妈接触的环境有害物质，也会影响胎儿的健康。所以，我们从胚胎期开始，身体的健康状况就可能受到环境的影响。

环境因素对人体健康的影响，有很多分类方法。比如分为单器官损害和多器官损害、急性损害和慢性损害、器质性损害和功能性损害。环境因素对单个器官的损害，被称为“单器官损害”；环境因素造成多器官多系统同时受损，则被称为“多器官损害”，例如熏腊食品中的亚硝胺类物质导致的食管、胃、肝脏等多器官受损。有害气体中毒、食物中毒等被称为“急性损害”；环境因素长期积累造成的损害被称为“慢性损害”，例如空气污染物诱发的慢性呼吸系统疾病。如果损害到脏器，发生实质性病变，就被称为“器质性损害”，例如上述的各种疾病；如果损伤的是机体功能，没有器官实质性病灶，那就被称为“功能性损害”，比如胃肠功能紊乱、自主神经功能紊乱。

就环境对人体健康的影响来说，一些重大的危害比如癌症、中毒等情况，由于会危及生命，比较容易引起重视。而一些慢性的、功能性的损伤，往往因为表现的症状不明显、诊断的病名“不可怕”，而使得人们忽视，贻误了治疗及修复的最佳时期。

这些导致慢性、功能性损伤的环境危险因素，有些是可以感觉到的；有些是可以通过检测手段检测到的；但也有一些，是通过检测手段也不一定能明确检测到的。所以，我们不妨先来了解一下我们身边主要有哪些环境危险因素，做到心中有数。

构成环境的主要因素有生物因素、化学因素、物理因素和社会心理因素。环境构成及状态的任何异常改变，都会不同程度地影响人体的生理和心理活动。当然，人体具有自我调节能力，可以适应不断变化着的环境；但如果环境的异常超过一定的范围，人体就无法适应了，会引起疾病甚至死亡。

第一节　渴望自然清新的空气

空气污染引起的呼吸系统疾病

随着全球工业化高速发展，大气污染越来越严重。污染的空气中含有多种化学致癌物质，例如燃煤产生的煤烟、汽车行驶产生的尾气等。如果说这些危险因素都已引起了人们的重视，那么相对来说，室内空气污染可能更容易被忽视。其实室内装修会带来不少致癌物，比如复合地板释放的甲醛、油漆涂料释放的苯、石材释放的氡等。

而呼吸系统是人体与外界环境，尤其是大气环境相互作用的一个重要通路。在这样的污染环境中，呼吸系统自然首当其冲，成为第一个“受害者”。

呼吸系统主要指呼吸道，从鼻腔到咽喉到气管到支气管，支气管在肺内又级级分支，最后形成肺泡。成人的肺有3亿~4亿个肺泡，总面积约100平方米。呼吸道担负着许多重要的功能。空气由口鼻吸入，经气管、支气管到达肺泡，肺泡之间的间质内含有丰富的毛细血管网，毛细血管膜与肺泡共同组成呼吸膜，在肺泡表面的气体分子，尤其是氧气分子穿过肺泡、肺泡壁间隙进入肺毛细血管，并与血管中的血红蛋白结合，随血液到达全身，为全身各个器官供氧。同时，人体代谢后产生的废气二氧化碳等，也通过同样的途径，从毛细血管进入肺泡，然后从呼吸道被呼出，由此完成一个呼吸过程。

在呼吸过程中，有毒有害气体的吸入，会对呼吸系统造成直接或间接的损伤。比如说二氧化硫、氟化氢、臭氧等气体，能够直接损伤呼吸道和肺，引起一系列的病症，如支气管炎、肺炎等。而其他的一些污染物，比如可吸入颗粒物，尤其是PM2.5，则通过在肺泡的长期沉积，而引起一系列的慢性损伤，如肺纤维化，甚至导致肺癌。此外，超过一般人认知的是，有一些经消化道血液等其他途径进入机体内的外源性化学物质也可以到达肺，进而引起肺的损伤，比如塑化剂邻苯二甲酸二异壬酯（DINP），会通过消化道血液到达肺，造成肺组织纤维化等损害。

当然，直接造成呼吸道损伤的，还是以空气污染为多。空气污染不仅是哮喘患病率显著上升的重要原因，也是肺癌发病率上升的罪魁祸首。比如空气污染物中的多环芳烃类污染物，就是人类最早发现的致癌物。早在1775年，英国医生波特就确认，烟囱清洁工阴囊癌的高发病率与他们频繁接触烟灰（煤焦油）有关，而烟灰（煤焦油）中的主要致癌物质，就是多环芳烃类物质。

随着工业化进程的发展，多环芳烃类污染物目前已达400多种。多环芳烃的主要来源是各种含碳有机物的不完全燃烧，比如煤、木柴和石油产品的燃烧，烹调油烟以及各种有机废物的焚烧。空气中的多环芳烃大多数吸附在颗粒物的表面，尤其是小于5微米的颗粒物上，随着人们的呼吸而进入呼吸道，这也是为什么小颗粒物（如PM2.5）相对于其他大颗粒污染物危害特别大的原因之一。

而上述这些因素，都会通过干扰机体代谢的途径造成自由基的激增，从而加速形成氧化应激的压力，进而形成细胞的损伤。

细菌、病毒、真菌引起的呼吸系统疾病

众所周知，人的呼吸系统无时无刻不在接触空气中存在的细菌病毒等微生物。随着社会经济的发展，我们的生活卫生条件虽有了很大改善，但是这些生物有害因素并没有消除。相反，在抗生素滥用的前提下，细菌、

病毒、真菌重新大规模地出现，来势汹汹，非常可怕。

解放军东部战区总医院（原南京军区总医院）呼吸科的主任医师施毅先生在《非要你健康》节目中说，畜牧业抗生素和医疗行业抗生素的不合理使用，导致了超级耐药细菌的产生。据统计，我国的抗生素使用量分布，医疗使用量占48%，畜牧业的使用量占了52%。这是一个惊人的数字，因为畜牧业使用的抗生素，会残留在动物体内，最终被端上我们的饭桌。那么，哪些食物中含的抗生素最多呢？第一是猪肉，第二是牛肉，第三是鸡肉。除此以外，鱼等水产品和牛奶中也含有抗生素。施主任说，我们医生一般使用抗生素的剂量是以“毫克（mg）”为单位来计量，比如使用500mg；但畜牧养殖业对于抗生素的使用是以“公斤（kg）”为单位来计量。而且在使用的范围上，不仅在养殖过程中使用，甚至有些水产养殖户，在砌鱼塘的时候就把抗生素搅拌在建材中使用了。有一项调查，专门针对抗生素在儿童体内的蓄积情况，选取了江浙沪地区1000个儿童，检查尿样中的抗生素。最多的一个孩子尿样中发现了6种抗生素，而且其中3种是不使用于人类而是饲养业专用的，也就是说，是通过食用动物源食品进入这个孩子体内的。经过调查发现，这些抗生素的来源有3个：生病时使用抗生素、母乳中带有的抗生素、牛奶中带有的抗生素。其实，牛奶中带有抗生素不只发生在中国，这是一个世界性问题。奶牛特别容易患乳腺炎，在美国，牧场主给75%的奶牛使用抗生素，目的是减少乳腺炎发生，增加产奶量。所以，非常可怕的是，我们的儿童甚至婴儿从小就从食物中开始摄取抗生素了。这也解释了为什么现在超级耐药细菌的产生、迭代速度越来越快。这些超级细菌病毒包括最近出现的耳念珠菌等超级细菌，也包括2003年出现的SARS冠状病毒和禽流感病毒，还有每年都会出现的其他一些细菌、病毒。

关于耳念珠菌，大家可能比较陌生。但是看到以下的情况，相信会给大家留下一些印象。2019年4月8日美国《世界日报》报道，美国在2018年5月发现一种超级细菌——耳念珠菌，这种细菌已经在全球范围扩散开来。在全美感染的587例病例中，50%的患者在90天内死亡。更可怕的是，在病人去世后，这些细菌并没有消失，而是在床、墙壁、天花板、地板、窗帘、电话、水槽等处都有发现，耳念珠菌是一种超级细菌，非常顽强，主流药物对它完全无效。

除此之外，近年来由于抗生素、激素和免疫抑制剂的广泛应用，致使人体内的正常菌群失调，真菌在体内生长繁殖，真菌病发病率也呈现逐渐上升趋势。比如肺真菌病，常见的致病菌为白色念珠菌、新型隐球菌、烟曲霉菌和毛霉菌等，目前肺真菌病也尚无理想的药物可以用于治疗。

由于抗生素在医疗业和畜牧业的不合理使用，原本可以治疗疾病的抗生素已经越来越没有效果。英国的一项研究表明，如果再不控制抗生素的滥用，到2050年，全球因抗生素滥用导致的死亡将超过癌症导致的死亡！

抗生素的合理使用非常重要。要做到抗生素的合理使用，一是在畜牧业管理上，世界各国都要狠下决心，严查严管，让我们的动物源食品中不要再有这么多的抗生素残留；二是在医疗业，医生要真正做到合理使用抗生素治疗疾病，而我们也要配合医生，不要在一知半解的情况下给自己“开处方”，要听权威医生的建议，不该用的不用，该用的时候要用得精准和足量、以彻底消灭体内相应病菌使得它不能变异，不让超级耐药细菌的产生、迭代速度大大超过我们新药的发明速度。

随着抗生素滥用，导致致病菌危害的风险加大，将直接干扰人体免疫系统和抗氧化系统的正常运行。在此状况下，氧化还原与机体自我修复能力将会持续弱化，若不能够引起重视并采用对应的措施予以干预，机体的某一个薄弱环节将会以慢病的形态出现。在此情况下“头痛医头、脚痛医脚”的治疗观念，对于慢病的康复，显然是难以奏效的。

第二节 需要洁净的饮用水源

每年的3月22日是“世界水日”。2017年的“世界水日”前夕，中央电视台报道了我国的水源情况。报道中明确指出：中国地下水为主要供水来源的城市，地下水几乎全部受到不同程度的污染，尤其是北方许多城市由于超采严重，地下水的硬度、硝酸盐、氯化物的含量逐年上升，以致超标。全国80%的水域和45%的地下水受到污染，90%以上的城市水源严重污染。[①]如果这些数据还是看起来太抽象，不能让我们明确感觉到水源污染的严重危害，那么，联合国前秘书长潘基文先生的一句话，就明确告诉我们水污染的危害已到了什么程度。潘基文先生说，目前全球因饮用不干净水死亡的人数，已经超过因战争死亡的人数。在发展中国家中，约90%的污水和70%的工业废水未经处理排入河道。全球约88%的疾病可归咎于不安全用水以及缺乏相关卫生设施。另据世界卫生组织调查表明，人类80%的疾病和50%的儿童死亡都与饮水水质不良有关。由于水质污染，全世界每年约有5000万儿童死亡。

那么，水污染究竟是如何危害我们健康的呢？

饮用水研究权威、清华大学环境学院王占生教授认为，不合格水对人体的危害，有看得见的，也有看不见的。看得见的通常是微生物污染危害，可能致人突发急性疾病。好在中国人习惯饮用开水，可以杀死微生物

① 高荣伟．我国水资源污染现状及对策分析 [J]. 资源与人居环境，2018(11):44−51.

污染物，这个危害表现并不明显。但是看不见的污染——自来水的有机化合物总量超标易导致慢性疾病。饮用有机化合物总量超标的水，“一两天没问题，半年一年看不出问题，但有机化合物会在人体中富积，最终对身体造成危害，严重时可能致癌、致畸、致突变”。

看不见的污染还包括重金属污染。全球重工业、采矿及冶炼业、印刷业、不合格的自来水管道等，都是自来水重金属污染的重要来源，比如2010年紫金矿业有毒废水泄漏事件、2011年云南曲靖5000吨铬渣污染水库事件、2012年广西柳江镉超80倍污染事件……因为儿童的肾脏尚未发育完全，排毒功能差，所以重金属污染对儿童的影响是最大的。

当微生物污染、有机物污染、重金属污染等通过“水”这个媒介进入我们的生活，危险便无处不在了。因为人类的生存，最离不开的就是水。水占人体的比重达到60%～70%，人体内的水分对于人体细胞内的各种生化反应以及体温的维持有着非常重要的作用。当我们的饮用水受到了污染，我们的代谢就会出现问题，各种疾病的暴发也就不足为奇了。

所以，保护水源免受污染，我们每个人都应该出一份力。目前的水污染主要包括矿山污染源、工业污染源、农业污染源和生活污染源四大部分。平时，我们既要选用合格品质的净水器，饮用干净且质量有保障的水；同时，也要加强环保意识，自己平时生活中做好垃圾分类，减少生活污染对水源的影响，如果看到非法排污现象，也要及时向政府相关部门举报。良好水质的保障和可持续，需要大家的共同努力。

与水在人体中的重要性相同，对作为机体最基本单位的细胞而言，洁净的水分，更是维持其活性及生命作用的重要基础。随着经水分途径摄入的污染物在体内的沉积，体内抗氧化系统因受到持续的干扰而造成运行机制的弱化。抗氧化系统的氧化还原能力失衡，过量蓄积的自由基便得以严重伤害细胞的健康。日积月累，始于细胞损伤的慢病就这样形成了。

第三节　食物中营养素的含量

作为占全球人口近20%的国家，我国在短短的40年中，不但解决了国民的温饱问题，而且在进入21世纪以来，食品的花样越来越多，新品种的蔬菜、瓜果层出不穷。各种五颜六色、滋味各异的零食更是数不胜数，我们几乎再也不用为食品短缺而发愁。不能不说，这是一个人类发展史上的奇迹！

温饱问题解决了，我们再也不会像上代人那样缺乏营养、面黄肌瘦了。那么，在食物丰裕的现在，我们的营养问题真的已经不再是问题了吗？

如果你对饮食比较讲究，应该会注意各种食物之间的搭配摄入，鸡鸭鱼肉、虾蟹蛋奶、蔬菜瓜果、坚果杂粮，当你把食谱列出来时，看着这精心搭配的各类食品，是不是觉得几乎已经搭配科学，无懈可击了？

当我告诉你，你的食谱或许没有缺陷，而你食谱中食物的营养素是有缺陷的，你会感到吃惊吗？

人类文明进步发展到今天，我们通过正常饮食获取的营养素正处于史无前例的失衡时代。我们先把林林总总的食品加工技术所致的营养素流失问题放在一边，就说一说所有食物的源头吧。

虽然，中国用全世界7%的耕地养活了22%的人口，但实际上，我们用掉了世界上35%的化肥和20%的农药。[①] 在传统的观念中，污染一

---

① 郑风田．中国食品安全问题与解决之道 [N]. 光明日报，2013-03-25(05).

直都是与工业密切相关的。农业环境污染的代价也是惨重的，不仅已经对现有的生态环境体系造成了巨大的破坏，同时还将长期影响着我国国民的身体健康。

在古代农耕文明时期，老祖宗们便已经知晓了休耕、轮作的重要性。而现代，粮食与所有其他作物的集约化种植生产方式，使得孕育万物的土壤没有休养生息的时间，土壤中的矿物质等营养成分严重失衡。江南大学生物工程学院陈军等在《我国农业生态系统退化概况》一文中指出："农业生态系统退化是阻碍农业进步的障碍之一，它使农业资源日益枯竭，农业可持续发展失去生态基础。"各类微量营养素的来源，是需要通过自然界包括各种食物链的循环，最终通过我们的饮食进入人体来为我们的健康服务的。如果来源出了问题，无论我们怎么吃，都可能缺乏营养。世界卫生组织将营养素摄入不足或营养失衡称之为隐性饥饿（Hidden Hunger）。中国营养学会荣誉理事何志谦教授解释说："隐性饥饿是指微量元素的缺乏，它是一种人体一时难以感觉到的状态。但如果忽视的话，就可以影响人体的健康。"

第四节　能吃好却没吃对

现代的农业，为了高产，发明了化肥，取代了有机肥，影响并切断了天然产物的自然循环路径；为了防治病虫害，又发明了层出不穷的化学性农药，来确保蔬菜、瓜果、粮食的高产出、高效益。而用这种方式产出的农作物喂养的畜禽水产动物，也是无法自然健康成长的，所以，为了追逐收益，养殖业者便再投入大量的抗生素、激素促进动物生长……

为了维持身体的机能，每天我们都需要摄入食物，然而由于上述因素的影响，想要吃得健康，还要花更多的心思。

农药引起的疾病

农药，是指农业上用于防治病虫害及调节植物生长的化学药剂。农药的品种很多，主要包括杀虫剂、杀菌剂、除草剂、植物生长调节剂等。目前世界上使用的农药原药达1000多种。农药残留（Pesticide residues）指任何由于使用农药而在食品农产品和动物饲料中出现的特定物质，包括农药本身的残留，以及被认为具有毒理学意义的农药衍生物，如农药转化物、代谢物、反应产物和杂质的残留。

农药的使用可以减少病虫害、提高产量，增加食物的供应，提高农业的经济效益。在农药发明之初，确实为当时粮食产量的提升提供了有力的帮助。

但是，随着技术和经济的发展，农药广泛而大量地使用，局面已经发生了变化。农药的过量使用，不但使得各种食物中的农药残留增加，对人体健康造成直接伤害，也对环境造成了严重污染，使环境恶化、物种减少、生态平衡破坏，间接危害了人类的生存。

比如主要用作杀虫剂的有机磷农药属于神经毒物，能与体内的胆碱酯酶结合，使其失活而丧失对乙酰胆碱的分解能力，导致体内乙酰胆碱蓄积，使神经传导功能紊乱而出现相应的中毒症状，大量接触或摄入可致急性中毒甚至死亡。而有机磷农药的慢性中毒主要表现在神经系统、血液系统和视觉损伤方面。我们曾经在浙江省的孕妇人群中收集尿样检测有机磷，检出率令人震惊。对饮食特别小心的孕妇尚且如此，普通人群的情况可想而知。

遗传修饰食品引起的疾病

遗传修饰（Genetically modified）食品就是用改变动植物原有某些基因的结构或引入感兴趣的基因所产生的食品，因而也称“基因改造食品”，大家听得比较多的是“转基因食品”。目前，这类食物中的一些已得到有关部门批准，并已出现在超市的货物架上。

由于这些食物出现的时间比较短，确切地对人类的临床危害还没有明确报道，所以科学界对这类食物的危害和风险一直存在争议。

但仅从理论上来说，遗传修饰食品也是存在风险的。科学家们都不能否认，基因改造的过程造成了无法预知的改变，无论什么样的基因被插到植物中去，这一过程不仅在插入点以及周围会造成基因突变，还会影响其他地方造成基因突变，可能导致大量的植物自然基因产生整体的奇怪变化。有研究显示，插入一个基因就会使植物中高达5%的天然基因改变其基因的蛋白质表达水平。转基因植物基因和自然植物基因之间的差异，可达到惊人的2%~4%，天然的基因可能会被删除，某些基因物质被永久地开启或关闭。尽管美国食品药品监督管理局（FDA）的科学家们在1992年对转基因作物所做的评估中，并不清楚在多大程度上转基因DNA已经遭到了损坏或改变，但是他们仍然描述了可能的后果。他们的报告指出，转基因作物中，不可预测的意外变化可能会导致出乎意料的高浓度的植物毒素。他们还指出，转基因作物可能已经添加了自然存在的毒素以及一些新型尚未被识别的毒素，同样的机理还可能产生过敏原、致癌物或阻止阻碍营养吸收的物质。

而且，即使我们可以暂时无视对基因整体可能带来的意外变化，正常运转的插入基因仍然会带来很大的健康风险，其新产生的转基因蛋白质，如苏云金芽孢杆菌毒蛋白（Bt毒蛋白），仍可能危及人类健康。

兽药引起的疾病

与遗传修饰食品（转基因食品）相比，兽药对于食品安全的威胁这个话题没有那么大的争议性。

兽药是指用于预防治疗诊断动物疾病或者有目的地调节动物生理机能的物质。兽药残留是指动物产品的任何可食部分所含兽药的母体化合物或其代谢物以及与兽药有关杂质的残留。

兽药残留既包括原药，也包括药物在动物体内的代谢产物，主要的兽药残留包括7类：抗生素类、驱肠虫药类、生长促进剂类、抗原虫药类、灭锥虫药类、镇静剂类以及β肾上腺素能受体阻断剂类。

和农药对植物的作用一样，兽药的使用对于控制畜禽类的疾病、促进生长、增加动物性食物的供应起到了很大的作用。但是长期食用兽药残留超标的动物性食品，会严重危害人体健康。比如，人长期摄入含磺胺类药物的动物食品可引起肾损害，还能使易感个体出现过敏反应，表现为皮炎、白细胞减少、溶血性贫血和药热。[①] 磺胺类药物的残留现状不容忽视。据报道，2003年兰州地区鲜（生）乳中磺胺的残留检出率为7.41%，磺胺嘧啶

① 王硕．动物源性食品兽药安全分析 [J]. 食品研究与开发，2007(01):158−162.

为4.44%，甲氧苄基嘧啶为12.59%，磺胺甲恶唑为21.48%。[①]

除此之外，还有一些药物，会引起一些其他的营养健康问题。比如，有些药物会引起营养素需要量的增加。研究发现，人体肠道的一些微生物可以合成营养素，这些营养素可以部分地被我们所利用，例如肠道微生物合成的生物素可以供应人体的需要，但长期使用抗生素的病人却无法得到这一类营养素，有些长期慢性腹泻的病人也会丢失这一部分的营养素。再比如，广谱抗生素可以抑制肠道维生素K的合成，如果病人同时有肝脏疾病或是使用抗凝药物，就会出现维生素K不足所引起的问题，等等。

食品添加剂带来的健康风险

除了农药、转基因食品、兽药以外，大量的食品添加剂的使用，也对我们的健康产生了威胁。

目前全世界发现的各类食品添加剂有9万多种。世界卫生组织推荐使用的食品添加剂有400多种，不包括香精、香料。我国许可使用的食品添加剂品种在20世纪70年代仅有14类100多种，目前《食品添加剂使用标准》和食药监局公告允许使用的食品添加剂有23类2400多种。

事实上，在现代社会中，几乎所有的加工食品均或多或少含有食品添加剂。以喝果汁饮料为例，在喝果汁饮料时，往往就会摄入包括甜味剂、酸味剂、合成香料、合成色素、稳定剂、乳化剂、防腐剂等几十种食品添加剂。

食品添加剂最重要的使用原则是安全有效，但是尽管添加剂在用于食品之前，其安全性已在实验室中进行了多次测试，它的使用还是要引起一些关注。如果某些食品添加剂持续使用，在人体内会有累积效应，长期作用于人体，对人类健康具有潜在的威胁。另外，多种食品添加剂在混合使用时，还会产生叠加毒性的问题，当它们和其他物质如农药残留、重金属

① 刘清，刘军，李志强，等．鲜牛乳中磺胺类兽药残留监测调查 [J]. 职业与健康，2003，19(09):41–42.

等一起摄入时，可能使原本无致癌性的化学物质转化为致癌物质。

国内外由于食品添加剂的不当使用而引起的急慢性中毒的案例都不在少数。例如在日本被作为防腐剂使用了10年之久的AF–2，有致突变性和致癌性，但直到1974年8月才宣布全面禁用。[①]

除了中毒以外，食品添加剂还有可能引起一些变态反应，比如糖精可以引起皮肤瘙痒症、日光性过敏性皮炎。香料中的很多物质可以引起呼吸道发炎、皮肤瘙痒、荨麻疹等。有些食用色素，比如柠檬黄等，也有引起支气管哮喘、荨麻疹、血管性浮肿等的报道。

而有一些看似对身体有利的添加剂，在体内长期蓄积以后也会带来问题。比如国外在儿童食品中加入维生素A作为强化剂，如在蛋黄酱、奶粉、饮料中加入了维生素A。儿童长期摄入后，会出现食欲不振、便秘、体重停止增加的情况，严重者甚至出现失眠、兴奋、头痛、复视、肝脏肿大等症状。而维生素D的过量添加和摄入也会引起慢性中毒。

在此，要呼吁食品工业减少对添加剂的使用，也呼吁大家牺牲一些“口感”，为了身体健康，少食用一些添加剂特别多的加工食品。

上述提及的种种物质，此前，并没有出现或参与过人类进化的过程。它们进入体内之后，在干扰正常的内分泌运行的同时，也会直接造成自由基的过量蓄积，从而使机体细胞承受巨大的健康压力。

---

① 王加生．食品添加剂AF–2对地鼠的进一步致癌性研究[J]. 国外医学（卫生学分册），1981(04): 234–235.

第五节　社会快速发展中的竞争压力

空气、食品和水对于人体健康的影响，经过这么多年的宣传，大家都已经了解、接受并重视。但是，“压力”这种看不见的健康影响因素，还是很容易被大家忽视。

为了明确一下“压力”这种看不见的因素对健康的影响，我们不妨再来看一下世界卫生组织关于健康的定义：“健康乃是一种在身体上、精神上的完满状态以及良好的适应力，而不仅仅是没有疾病和衰弱的状态。”由此可见，一个人在躯体健康、心理健康、社会适应良好和道德健康四方面都健全，才是完全健康的人。

其实，随着科技的发展，“压力”对健康的影响已经可以检测——人体内自由基变化的检测便是其中一种。

自由基包括羟基自由基、超氧阴离子自由基和脂类自由基等。人体内有一定量的自由基，是机体运行的必要保障。但是当自由基过多蓄积，就会破坏细胞膜、加快细胞衰亡，甚至破坏基因、导致细胞变异等。自由基的来源包括内源性和外源性两个途径。内源性途径是指我们新陈代谢过程中产生的自由基；外源性途径则是指环境污染、辐射和不良生活习惯等都会加速自由基的形成。

研究表明，压力过大会触发自由基的形成与超量活跃。举例来说，比如我们临时接到一个紧急任务需要完成，任务重大、时间紧迫。这个时候，机体就会进入一种不由自主的紧张状态，我们的下丘脑会释放一种神经肽，使得机体持续地处于兴奋状态，于是就引起了脑垂体去刺激肾上腺产生应激激素——皮质醇、肾上腺素和去甲肾上腺素。这个过程，可以看作机体进入了一个应激状态，新陈代谢加快，细胞以更快的速度去燃烧能量。这样，自由基作为这种代谢过程中所产生的副产品，也加速产生了。如果偶尔有这样的情况发生，由于人体有自我调节的能力，可以逐步把过量的自由基清除，慢慢达到平衡，不会马上对健康产生影响。但是，如果这样的情况经常发生，换言之，如果人长期生活在压力应激状态下，那么，过量自由基的产生来不及得到平衡，多余的自由基就会攻击我们的细胞，危害我们的健康。

压力被认为是导致人类心脏病发生的最主要危险因素。大家可能会认为这主要是由于人激动导致血压升高等急性反应，而使得心脏承受不了。实际上，更常见的情况是，长期处于压力之下的人，会加速动脉粥样硬化，给自己埋下“定时炸弹”。近30年来，随着氧自由基及其介导的脂质过氧化反应在疾病中的作用研究日趋深入，自由基与冠心病、动脉粥样硬化发生发展相关的事实正在不断增加，对其损伤机制的认识亦更趋深化。因此，“压力会导致疾病”并不是一个假设或者看不见的推断，应该引起人们的重视。

现代社会，生活节奏加快，对于大多数人来说，没有压力的生活可望而不可即。我们不能为了减少压力而不参与竞争，但是，我们可以给自己增加一些指向性明确的“减压”运动和食物。比如，每天快走或慢跑半小时；或者在工作时设定半小时闹钟，给自己5分钟的远眺时间；也可以在平时多摄入一些抗氧化强的食物，比如胡萝卜、西红柿、蓝莓、枸杞、绿茶等。由此形成的氧化还原干预，因为对自由基的平衡具有针对性，会直接而有效。当然，由于自由基种类繁多，而我们对这些具抗氧化功能的食品，摄入量又很有限，而且还涉及现代食物在种植、运输过程中营养素的大量流失。所以，了解更多有关营养素的问题，对于我们选择正确的健康生活方式具有举足轻重的作用。

第三章

营养素与健康

第一节　营养，需要对的营养素

在营养学中，对营养（nutrition）的定义是指人体摄入、消化、吸收和利用食物中营养成分，维持生长发育、组织更新和良好健康状态的动态过程。什么是对的营养？对的营养就是简单地让自己摄入最合理的营养素，以使身体的运行尽可能达到健康状态，各项机能达到巅峰状态。注意，这里未必是指一套固定的规则。打比方说，有人为了营养决定要做一个素食者，或者完全不去吃某种食物；又或者为了定时进餐还是少食多餐争论不休……无论通过何种方式，你需要对的营养方法，而不是盲目地去吃什么或不吃什么。

对的营养可以改善智力、记忆力和情绪

大多数人认为智力是与生俱来的东西，并且具有极强的遗传特性，后天是难以改变的。然而事实是我们每天使用大脑的过程一直在重复，大脑并没有被好好地利用起来，如果能稍微多开发一些大脑的话，哪怕只是增加一点点，就能发生颠覆性的变化。大脑和神经系统是由神经元网络组成的，我们日常的思考和感知活动都通过这个网络实现。这些活动或信号就涉及大脑中的神经递质了。而大脑和大脑中十分重要的神经递质是通过营养素来获取能量的，所以神经递质是可以通过营养素来产生影响的。营养素可以帮助构建和重建大脑和神经系统，维持系统的顺利运转。

对的营养可以增强体能和抗压能力

我们常感到疲劳、精力耗尽、无精打采、缺乏兴趣、注意力不集中，于是求助于咖啡、香烟，或者通过高强度的工作或尽情地娱乐来获得假象的精力充沛的感觉。但这并不解决根本，反而会产生更多的压力，变得越发疲惫，久而久之，疾病就一并找上了门。如果想补充身体内的能量，可以通过摄入正确的营养素来实现。比如摄入一部分缓释碳水化合物，帮助缓慢释放能量；确保摄入正确数量的必要营养素（比如维生素和矿物质等）；由此带来的能量可以帮助应付生活中的紧张感和压力。

对的营养可以帮助身体达到体能巅峰

无论你是专业运动员还是普通人，都渴望自己的体能可以始终保持在巅峰状态，不受时光的限制。这时，正确的饮食和补充剂能够提高速度、增强耐力和力量。而对的营养素不仅能增加耐力，而且能增强肌肉力量。在运动过程中，除了需要补充碳水化合物来补充能量之外，也要记得补充大量的水分，肌肉的75%是水，若是仅丢失3%的水，力量就会减少10%，速度就会减慢8%。因此，在需要耐力的运动中，可以通过喝水使身体出汗，降低体温。关于营养素补充对运动的益处，一直以来都有许许多多的研究，那些摄入单一的营养素的做法往往作用甚微，只有科学搭配的复合营养素才有助于提高运动的成绩。

对的营养能够帮助抵御感染

预防比治疗更应引起重视。我们最好的防御即自身的免疫系统要足够强大。当感染发生时，入侵的“敌人”和自身的免疫系统都会产生自由基。我们可以利用抗氧化营养素，像清除地雷一样来发掘并抵御病毒侵害的同时，平衡过量的自由基。这些营养素包括维生素A、维生素C、维生素E和β－胡萝卜素、锌、硒等常见营养素，也包括了水飞蓟素、松树皮提取物、硫辛酸、生物类黄酮和越橘提取物等。在发生感染时，最好服用复合抗氧化营养素。

对的营养能够帮助解决过敏

我们之中许多人常年受着过敏的困扰。过敏非常常见，有一些过敏由空气传播的物质引起，像花粉、尘螨、动物皮毛等。除此之外，还有许多诱发过敏的物质来自食物。有几种原因可以来解释人为什么会过敏，包括缺乏消化酶、频繁接触含有刺激物的食物、免疫缺陷导致免疫系统的超敏性、肠道中微环境的不平衡导致肠漏综合征等，当然也会有其他原因。我们在检测过敏反应后，可以通过服用复合营养素的方式让肠道和免疫系统安定下来，降低过敏的风险。

对的营养能帮助身体解毒

总有健康专家倡导排毒，给身体做大扫除，甚至不少专家提出“禁食”的方法来净化身体，号称这能让身体更生机勃勃。但是禁食这一方法并不一定适合所有人，而且排毒的效果也不一定是立竿见影的。一旦身体开始释放和消除有毒物质，而肝脏不能胜任解毒工作，那就有可能出现中毒反应。大部分时候，解毒工作是靠肝脏来完成的。我们的肝脏就像垃圾处理站，识别各种有害物质并将其转化成无害物质，或将它们消除。肝脏就像化学物质的“大脑”，通过循环利用、重建再生和解毒来维持身体健康。而说到毒素的来源，除了摄入的毒素，其实身体自身也会产生毒素。我们每次呼吸每个动作都会产生毒素，比如氧是所有动植物的生存基础，但在正常的生命活动反应中，氧也可能变得不稳定，从而氧化相邻的分子。这就导致了细胞损伤，引发癌症、炎症、动脉损伤和衰老。但我们可以通过改变饮食和抗氧化营养素的摄入量来调整平衡。

对的营养还能帮助减肥

大家都觉得导致肥胖的是脂肪。事实是因为我们吃了太多的糖和精制碳水化合物。身体是如何将食物转化成脂肪的？保持平衡的血糖是关键。现在有许多人都有胰岛素抵抗的问题，他们缺乏保持血糖水平平稳的能力。对有肥胖困扰的人来说，如果不能保持血糖水平平稳，血糖就会上下波动。一旦血糖变高，身体就会把多余的血糖转化为脂肪，而一旦血糖过低，人就会变得嗜睡。这一系列胰岛素不耐受的症状演化到最后就是我们熟悉的糖尿病。当血糖升高，身体便会产生胰岛素，帮助糖类从血液转移到细胞中，把多余的糖转化成脂肪。血糖升高得越发频繁，胰岛素就产生得越多，而转化成的脂肪也会越来越多。长此以往，身体的细胞对胰岛素的反应逐渐变弱产生了抗性，身体会制造出更多的胰岛素来降低血糖。最后，细胞对胰岛素失去了反应，导致了糖尿病的病发。要将食物有效地转化成能量而不是脂肪，是由成千上万的酶来决定的，而这些酶的活性又依赖于维生素和矿物质。要将身体的代谢定位到燃烧脂肪上，必须要摄入适当数量的营养素。然而，大多数人从膳食中不能摄取足够的燃烧脂肪的营养素，因此我们可能还需要额外服用营养素的补充剂。

每个人多少都会对营养学有些了解，可能有人会跃跃欲试，我自已根据身体需要补充单一的营养素可以吗？答案是不建议。大多数的营养学研究，都是单一营养素对健康的效应，然而单一营养素的效果，与各类营养素达到最佳平衡状态相比，是天差地别的。恰当的营养素组合可以提高健康水平，效果远比补充单一营养素要好得多。

我们的身边正源源不断地发生着这样的案例：因为营养全面正确的补充，将困扰自身多年的健康问题解决。营养补充其实是为了保健而不是治病，毕竟保护健康比重获健康要容易得多。不良的环境加上高度紧张的生活方式，你必须为你的免疫系统和抗氧化系统提供最坚强的后盾。

第二节　身体的健康离不开营养素

我们的身体是由从食物中得到的各种营养素分子构建而成。在我们一生中，总共会吃掉100吨食物。这些食物在消化道中，被富含酶的消化液分解。大量营养素（比如脂肪、蛋白质、碳水化合物）和微量营养素（比如维生素和矿物质）都在消化道中被吸收，而消化道的健康状态和完整性，从根本上又取决于你所吃的东西。因此，你的营养状态决定了你适应环境和维持健康的能力。

人体所需的营养物质是非常复杂的，有碳水化合物、脂类、蛋白质、矿物质、维生素，共5大类，其中有部分的营养素不能在体内合成，而必须从食物中获得，称为“必需营养素”。其中包括9种氨基酸（异亮氨酸、亮氨酸、赖氨酸、蛋氨酸、苯丙氨酸、苏氨酸、色氨酸、缬氨酸、组氨酸），2种脂肪酸（亚油酸、亚麻酸），碳水化合物，7种常量元素（钾、钠、钙、镁、硫、磷、氯），8种微量元素（铁、碘、锌、硒、铜、铬、钼、钴），14种维生素（维生素A、维生素D、维生素E、维生素K、维生素B_1、维生素B_2、维生素B_6、维生素C、烟酸、泛酸、叶酸、维生素B_{12}、胆碱、生物素），再加上水等，共计40余种。其中碳水化合物、脂类和蛋白质因为需要量多，在膳食中所占的比重大，称为“宏量营养素”；矿物质和维生素因需要的相对较少，在膳食中所占比重也较小，称为“微量营养素”；矿物质中有7种在人体内含量较多，叫作“常量元素”，有8种在人体内含量较少，称“微量元素”。这些元素合成一万多种化合物，控制人的各种各样的活动、表现。思考、做事、走路、哭、笑等你的一举一动都是这些化合物调控的，少了任何一种，都会形成疾病，这是因为营养素是协同作用的。

拿贫血来说，缺乏维生素B_6、维生素B_{12}、叶酸、铁、锌和锰都是导致贫血的因素，如果在不明确贫血的真正原因时盲目服用一种营养素，可能会加剧另一种营养素的缺乏。比如铁是锌的拮抗剂，如果我们因为贫血超量服用铁，就会加剧锌缺乏，反而得不偿失。尤其对于孕妇来说，锌是一种胚胎发育时重要的营养素，在妊娠期间，锌缺乏很可能造成严重的不可逆的可怕后果。

再比如说，现在人们非常常见的失眠问题。少了褪黑素，就会失眠睡不着，我们需要补充帮助身体自己合成褪黑素所需要的原材料，如蛋白质、脂肪、维生素B、钙镁片、维生素C，身体就会自己合成出褪黑素，还合成出调控褪黑素所需要的20多种关联化合物。也许有人会说，市面上有现成的褪黑素啊，为什么服用了还是睡不着呢？因为我们有了褪黑素还需要多巴胺和松果体来调控，这些都是环环相扣的。哪怕只是少了维生素B中的B_1或者B_2，立刻就有上百种相关的化合物停止生产，就会引起身体各种各样的疾病。

第三节 吃下的营养素都能被吸收吗

虽然营养素是我们维护自身健康的宝物，但事实上很多人使用营养素后效果并不显著。有人在短期尝试后，并未收获理想的效果便放弃了；而有人在坚持使用营养素相当一段时间后，仍然收效甚微。人们不禁对营养素产生怀疑：这真的有用吗？其实这种情况一点儿也不奇怪，因为我们忽略了补充营养素其实是一件非常专业的事情，必须要对人体有深刻的理解才能准确运用。因为，营养素被人体的吸收利用，都是需要满足一定条件的！

比如广受欢迎的膳食纤维，膳食纤维不能被小肠中的酶类水解，难以被人体消化吸收。还有钙，钙质补充的重要性大家都了解，然而钙也是出了名的难吸收。当活性维生素D不足时，会抑制钙的吸收；如果食物中有草酸，就会和钙在消化道中形成不溶性的草酸钙，因而降低钙质吸收；我们平时吃的全谷类中也含有植酸，会降低钙的吸收；茶叶和咖啡中含有的单宁酸也一样会让钙的吸收降低。想要精准有效地补充钙质，需要绕过许许多多陷阱，一个疏忽即能让效果大打折扣。

除了吸收的问题，还有安全性的问题。营养素补充剂的安全系数有多高？如果服用的营养素超过了实际需要量，会发生什么样的后果？我们常常会看到有些报道把维生素C和肾结石联系在一起。也会看到提醒孕妇不要服用维生素A，但其他要注意的条条框框还有多少？

我们希望提醒大家首先确立一个观点：营养物质的最佳摄入量是因

人而异的，受年龄、性别、健康状况等因素影响。因此，引起不良反应的剂量也是会有差异的。如当身体抵抗力变低时，需要维生素C的量会大幅上升。营养素补充是一件复杂、不确定的事，时刻需要专业的指导。

第四节　营养失衡让受损细胞的健康“雪上加霜”

在营养学领域，似乎总有一种“理所当然”的想法存在，其实未必科学。就像我们通常以为脑中风患者一定是大鱼大肉吃多了，但事实上有些患者其实很少吃肉，甚至吃得很素，反而更喜欢米面类主食。所以，有些案例中导致中风的并不是脂肪而是碳水化合物，是隐性的营养失衡。这些并不像表面上看起来那么简单。

同时，为了避免疾病的发生，最重要的是需要了解疾病产生的原因。我们人体的组成是：细胞—组织—器官—系统—人体。所以人体的基本单位是细胞，我们各种疾病的发生都是因为细胞发生了病变。因为细胞营养不良，所以我们需要营养补充，否则就不会有足够的原料来帮助细胞自我修复的完成，以及新陈代谢的进行。健康细胞的工作，是机体所有生理机能的基础。由此可见，细胞的健康，就是机体健康的基础保障。

在医学相对发达的当下，我们似乎产生了一些错觉。认为医术可以解决一切，可以把病人从死神手中一次次夺回来，多么紧急的情况下我们都始终怀着乐观的态度：医学这么发达了，总会有办法的。然而这是一种错觉，因为我们常常忽略了自身。我们的身体构造是神奇而伟大的。医学告诉我们必须去优化这些现有的天然的自我修复系统。有时病人会出现严重的甚至非同寻常的感染，但由于病人的自身免疫系统已不再起作用，医生没有别的选择，只能使用大剂量的抗生素——此时我们能看到健康的免疫系统有多么重要。医疗技术虽好，没有身体自我修复的能力，一切就不会那么有效。

越来越多人已经认识到营养补充的重要性，尤其在育儿的时刻。但是，吃得越多就越营养吗？如果不掌握一些基本的营养知识，盲目补充营养素会造成许多的潜在危险。

钾、钠、磷、蛋白质等营养素对人体来说是必需的。日常饮食中很多食物都富含这些营养素，有些营养补充剂、保健品、营养强化食品也含量丰富。对于普通人来说，这些是补充的营养，但是对慢性肾脏病患者来说，却可能导致潜在的毒性作用。肾功能损伤，让营养素变毒素。肾脏承担着排出体内毒素的职责。对于肾功能受损的患者，身体排出毒素的能力下降，导致毒素在体内蓄积，从而对身体各器官造成损伤，并加重肾脏损伤。这类毒素，并不是像很多人想象中的那样，都来自受污染的食物。哪怕最天然有机的食物，经过胃肠道和人体的代谢，都会产生毒素。

蔬菜中常见的草酸，产生的草酸盐；动物性食物中常见的胆碱和左旋肉碱，产生的氧化三甲胺；几乎所有食物都含有的磷，产生的磷酸盐；蛋白质分解产生的色氨酸、硫酸吲哚和吲哚-3-乙酸；酪氨酸产生的对甲酚硫酸盐；甚至一些常见的营养素，如果摄入过量，也会成为肾脏的负担，如钾、钠等。摄入过量，营养素就变成了毒素！若不能及时清除，反而还进一步补充，则会加重毒性的累积，最终导致肾功能衰竭，患上尿毒症。

现代大多数人面临的是营养过剩引致的营养失衡，而非综合性的营养缺乏。此时，人们更多需要的是预防性补充。预防性补充也需要了解自己身体情况（比如是不是有肾脏病），并且少量地补充。切忌为了补充营养而补充营养，尤其是大量地补充。千万不要认为，补品、保健品，哪怕没有好处，也吃不坏身体。

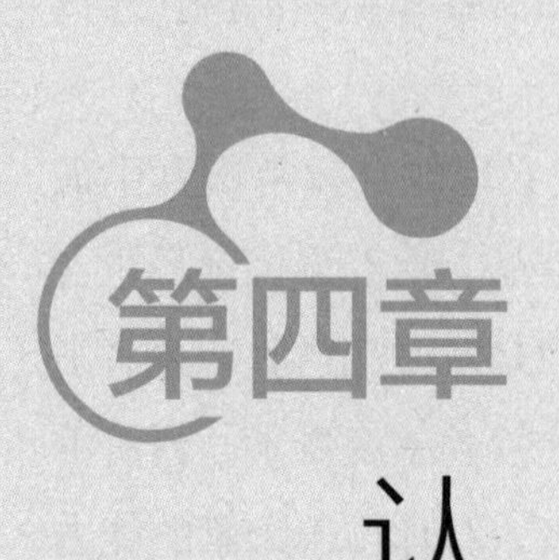

第四章

认识我们自己体内的『神医』

第一节 氧气悖论与细胞健康

氧气对我们的重要性不言而喻。氧是一切动植物生命的基础，是人体最重要的营养成分，全身的细胞一刻都离不开它。若是没有氧，食物中的能量都无法释放，体内的所有反应也无法进行。有些人还会因为睡眠问题尝试高压氧舱，似乎怎么看氧气都是好东西。然而，氧气是我们赖以生存之本，同时也是侵蚀身体之源。氧的化学性质活泼，在正常的生化反应进行过程中，氧会变得很不稳定，并且氧化周围的分子，这会导致细胞受损，从而引发癌症、炎症和衰老。

氧化反应是无处不在的。就像我们常吃的苹果，若将苹果切面与空气接触，空气中的氧便与苹果中的酶发生一系列的氧化反应，使苹果表面变成棕色。而这样的氧化反应同时也发生在我们的身上——引起衰老和疾病。越来越多的科学研究已经证明氧化压力的存在，或称自由基是破坏人体细胞的罪魁祸首，这是造成超过70余种慢性退行性疾病的根本原因，也是诱发癌症的原因所在，其原理就和刚才我们提到的苹果切面变成棕色是一样的。

这就是所谓的氧气双面性。氧化过程中所释放的自由基是不稳定的化学物质，当人的身体处在压力状态下它们就产生了。这种压力可能来自环境污染，也可能来自每天摄入我们体内的大量化学物质、饱和脂肪，甚至是锻炼过度。在这些压力与由氧供应的大量能量相作用的过程中，这些自由基化学物质就释放出来。

自由基与衰老有明显的关系。甚至一些科学家认为自由基是引起衰老的主要原因。

什么是自由基

人类的身体需要充足的氧气来进行新陈代谢，以产生身体生长及进行其他活动所需要的能量。能量是所有身体活动最基本的需求，从呼吸到思考，从肢体动作到让心脏持续跳动，都需要能量。而氧气是制造能量的燃料开关，没有氧气，身体就无法制造能量。能量的获得有赖于细胞的线粒体利用氧与经食物消化后得到的小分子营养素进行氧化，从而得到细胞体运行所需的能量。氧化过程会产生一种极不稳定的物质，即“自由基”。自由基是双刃剑，既可配合免疫系统歼灭入侵的细菌和病毒等，亦可因过量蓄积而发生氧化失衡。自由基是不安定的分子，会伤害细胞结构，最糟糕的情形还会导致癌症、心脏疾病及其他许多病症。像阿尔茨海默病、帕金森综合征、糖尿病、白内障、关节炎及其他许多与老化有关的疾病，其起因或者使疾病恶化的原因都是自由基。

当自由基过量蓄积而产生氧化应激时，这部分自由基便会在身体各处抢夺健康细胞分子中的一个电子来稳定自己，进而造成细胞损伤。这种“生存成本”的代价，就是机体的氧化应激。这种破坏过程在医学上被称为“氧化压力”。

既然过量蓄积的自由基对我们身体那么有害，为什么会存在？自由基是不稳定的化学物质，当自身的抗氧化能力低于自由基的活性，它们的危害就产生了。在基础营养失衡、环境污染，或因锻炼过度、身体受损以及精神压力过大等情况下，这样的危害状况便会加剧。

那自由基对我们人体有什么具体的影响呢？

自由基与皮肤

被誉为“世界抗氧化之父”的雷派克（Lester Packer）博士在《抗氧化物的奇迹》中说：“我们无法停止岁月的流逝，或者说，我们无法阻止身体变老。但是，我们却可以利用抗氧化物把自由基引起的损害减至最低，借此减缓老化的过程。自由基不仅从内部、也从身体外部老化身体。当阳光中的紫外线照射到皮肤时，会刺激皮肤表面的分子，与氧气反应形成氧自由基（singlet oxygen）。氧自由基有潜在的危险性，因为它可能会促使自由基的生成。”

皮肤是人体覆盖面积最大的器官，具有保护、感受刺激、吸收、分泌、调节体温、维持水盐平衡及参与物质代谢等多种功能。皮肤也是人类审美的依据之一，年轻健康的人一定拥有滋润干净的肌肤。然而，随着年龄的增加，我们的皮肤，特别是暴露于外部的部分，会变得粗糙、发皱、变黑和长出老年斑。这一切究竟是如何产生的?

我们说皮肤衰老，最典型的就是老年斑。老年斑常常表现为褐色斑块或斑点，自由基能促使体内脂褐素生成，脂褐素在皮肤细胞中堆积形成老年斑。

当然，人的皮肤细胞也会自我调节。在年轻时做好保护和防护，皮肤中含有的抗氧化酶和抗氧化营养素可以使皮肤保持青春活力。它们可以调节皮肤自由基的产生，清除多余的氧自由基，使皮肤中自由基达到平衡，不轻易使肌肤衰老。

随着年龄的增长或由于某种疾病，皮肤内清除氧自由基的酶活性下降，抗氧化营养素含量降低，氧自由基增加，这样皮肤内自由基失去平衡出现了多余的有害的自由基，导致皮肤细胞的损伤。

由此可见，导致皮肤老化可能有多种原因，而自由基是其中一个重要原因，它是引起皮肤老化的黑色素、脂褐素和蜡样质的重要物质因素，也是这几种物质的重要组成成分。

当自由基在其他地方堆积

自由基可导致老年人皮肤松弛、皱纹增多、骨质再生能力减弱等，还会引起视网膜病变，诱发老年性视力障碍（眼花、白内障等）。而且自由基还可引起器官组织细胞老化和死亡。自由基在脑细胞中堆积，会引起记忆力减退或智力障碍，甚至出现阿尔茨海默病。老年人感觉功能与记忆力下降、动作迟钝及智力障碍的一个重要原因，就是过多的自由基导致神经细胞数量大量减少。自由基还会通过与血脂发生反应，导致动脉粥样硬化。

如果我们体内的自由基超负荷，人体天然的抗氧化系统就不足以对抗自由基的进攻。自由基还会氧化DNA，使其对细胞而言，呈异常化学结构，引起基因突变，导致细胞恶性突变，产生肿瘤。一些致癌物就是通过在体内代谢活化形成自由基，并攻击DNA致癌的。

自由基还可作用于免疫系统，引起淋巴细胞损害，造成人体免疫功能下降，对疾病的抵抗能力下降，自由基也能导致自身免疫性疾病。

此外，自由基与胃炎、消化性溃疡、原发性肾小球疾病、糖尿病、哮喘、肺气肿、帕金森综合征等疾病都有着密切的关系。可见，及时减少体内自由基堆积非常重要。

第二节　人体中最宝贵的资产——强大的自我修复能力

人体是会自我修复的，这一点非常好理解，只要想一想以下这些问题和情况。

1. 我们受伤到医院，医生负责消炎包扎，自愈过程是谁来完成的呢？我们自己。

2. 高血压、糖尿病等慢性疾病，有哪些是药品可以治愈的呢？好像没有。

3. 体检时医生告诉你肝或者其他器官上有过某种疾病的痕迹，现在已经痊愈了，但是你却完全不知道有这回事。

可见，人体具有自我调节的功能，所有可治愈的疾病都是靠自我修复才得以痊愈的。

机体的损伤是时刻发生的，而机体对损伤的自我修复也是时刻发生的。那么，自我修复依靠的是什么呢？是肉眼看不到的我们自身的细胞。

每个人身体里都有一套修复系统。根据研究显示，我们身体能够识别已经受损的细胞并去修复它们。是不是很神奇？没错，其实我们的身体拥有惊人的自我修复能力。

人体由100多万亿个细胞组成，每时每刻都有旧的细胞死去，新的细胞生成。不同部位的细胞都有不同的更新速度，血管的内皮细胞1天就会死亡；胃黏膜细胞3～5天更新一次；肺是2～3周；皮肤是28天左右；肝细胞150天左右；而心脏的细胞更新速度最慢，要大约20年。一些再生力强的表皮细胞（如呼吸道、消化管和泌尿生殖器的黏膜被覆上皮）、淋巴细胞、造血细胞等，这些种类的细胞每时每刻都在进行衰老与新生，具有应对损伤的强大再生修复能力。

生活和工作的压力、环境污染、食物中的化学物质都不断使我们体内的自由基过量积蓄，引起氧化应激造成细胞损伤。

而细胞的修复取决于两个因素：一是DNA，即遗传基因里自带的，与生俱来的细胞特质；二是营养素。因此，我们摄入的每一餐食物都是在给身体输送建筑材料，材料质量如何全取决于你。要珍惜每一餐摄入的营养，注意种类不能少，不要轻易偏食；每一种营养素的量都要足够，少了任何一种都会导致细胞修复不完全，因为整个修复过程就像进行一项精密的项目，需要有好的设计和好的原料。当然，细胞种类那么多，不可能每一种细胞都像皮肤细胞那样再生能力超强超快，还要取决于细胞再生能力的强弱。如果损伤太过，我们只能通过营养补充尽可能修复其工作能力，但想要完全恢复到未受伤前的状态，也是不现实的。因此，在细胞大大受损前，照顾好自己的身体，做好营养补充的工作，比事后“亡羊补牢”重要得多。

我们有幸生活在这个科技迅猛性发展的时代，我们也在越来越深入地了解细胞自我修复的能力。

细胞恢复健康的过程，意味着我们的机体氧化还原达到平衡，细胞营养可精准到达；并且提高了细胞的抗氧化能力，也提高了机体的抗氧化能力。

第三节　氧化平衡可以使细胞恢复活力

自由基似乎是很可怕的东西，那么我们拿它一点儿办法都没有吗？当然不是。我们在自由基的冲击面前并不是束手无策的。事实上，我们的身体里就拥有自己的抗氧化物质，能够使自由基变得不那么可怕。抗氧化物质，指的是任何能够为自由基释放出的电子配对，从而实现中和作用的物质。我们的身体有能力产生一些抗氧化物质，但是并不够，其他的抗氧化物质必须通过食物和营养素补充来获得。只要有足够量的抗氧化物质来对应已产生的自由基的数量，我们身体细胞的氧化还原平衡就不会被破坏。然而一旦已产生的自由基数量超过了抗氧化物质的数量，氧化压力就会出现。持续这样的状态一段时间后，身体就可能罹患慢性退行性疾病。

其实，抗氧化过程非常复杂，不是几段文字就能清楚说明的。虽然它是目前研究的大热门，但是人们对其认识不多。或许有人会对这个概念不屑，不过氧化压力对人体的影响力之大，远超过想象。

常见的肥胖、高血压、糖尿病、冠心病、高血脂，可以用一条通路来解释胰岛素抵抗以及炎症之间密不可分的联系，而连接这些复杂病理生理变化的分子基础的最重要一点，就是氧化压力应激。关于皮肤老化，被研究得最多的应该是光老化，即紫外线诱导产生的局部炎症反应，这也可以认为是氧化应激的一种。癌症、关节炎、神经退化性疾病等的发病基础也和氧化压力有关。

氧化平衡是赢得一切的关键，我们必须随时准备好比自由基数量更多的抗氧化物质。常见的抗氧化物质有维生素C、维生素E、维生素A和β-胡萝卜素，大多数的抗氧化物质是从蔬菜和水果中获得的。我们还能从食物中获得许多其他的抗氧化物质，包括辅酶Q10、硫辛酸和各种生物类黄酮。抗氧化物质也需要相应数量的其他营养来完成在前线抵御自由基的职责。整个过程实际上非常复杂，因为我们体内产生的自由基的数量和种类是不均衡的。自由基的数量和种类随着每天正常的新陈代谢和耗氧量而发生变化。

我们的机体自身在代谢过程中会产生大量的活性氧，同时又具有非常强大的防御、拮抗氧化损伤的能力。一旦氧化还原失衡，将影响到基因的转录，细胞信号的转导，酶和生物大分子的活性，细胞和器官的功能，以及细胞的增殖、分化、凋亡、坏死等许多生理和病理过程。

当我们试图用某种抗氧化能力突出的成分来治疗这些疾病的时候，往往收效甚微。为什么呢？首先，氧化应激涉及的反应非常复杂，某个成分只涉及一到几个环节；其次，维持氧化平衡，并不是只有增加抗氧化物质这一种办法，减少氧化压力，帮助体内抗氧化酶与物质的更新，也占有很重要的地位。

那么，如何保持良好的体内氧化平衡呢？需要注意以下几项：

1. 避免吸烟、酗酒，保持合适的体重指数，保持规律的生活作息。

2. 适当进行体育运动，例如中速步行、做瑜伽、打太极拳等，这样的运动坚持每天30分钟以上，要避免过度疲劳且不规律的剧烈运动。

3. 避免日晒和电离辐射，使用防护产品以及防晒产品。

4. 注意口腔卫生，加强牙齿清洁，减少牙龈炎和牙周炎的发生。

5. 保证丰富的多种营养素摄入，减少高饱和脂肪和反式脂肪，保证一定量的omega3脂肪酸，减少高糖食物，避免食用烹调不当（烧烤、油炸、熏制等）食物。

第四节 机体的自我修复，需要精准有效的营养素材料

在了解了人体神奇的自我修复能力之后，可能有人会有这样的疑问：既然人体有这么无敌的机制，那为什么还会生病呢？我们可以这样理解：让身体动起来需要消耗能量，同样的，身体强大的修复能力也需要稳定持久的原料补充。虽然有好技术，但缺少原材料，自然无法修复身体的损伤。

如今，空气与水源污染等环境问题仍然存在，我们日常餐桌上的食物，虽然看上去琳琅满目，但是食物中营养素的含量实际未必丰富。同时，我们体内的氧化还原系统得不到均衡抗氧化营养素的补充，长期处于“低能量”状态，这些都导致了机体抗氧化能力的弱化。一方面是食物中营养素含量下降，机体抗氧化能力的减弱；另一方面，环境却对人体提出了更高的要求，经济高速发展形成的现代生活环境，比如声、光、电、药以及精神压力等。这“一增一减”让我们的机体承受着人类发展史中前所未有的氧化应激压力。

那么，人类机体的修复具体需要什么样的原料呢？身体由蛋白质、脂类、糖类、维生素、矿物质和水等元素构成，而身体受到损伤需要修补的原料也正是这些，我们将其统称为营养素。营养素，就是能够被身体吸收，并参与身体构建的那些物质。身体的损伤是随时随地发生的，所以修复也是随时随地发生，因此原料也需要源源不断地进行补充。

生活中我们对营养素并不陌生，比如早些年的鳖精、蜂王浆、燕窝

粥以及近几年的左旋肉碱、蛋白粉等，都曾风靡一时。我们还会拿着这些营养品作为礼品去探望病人、老人。然而，这些营养品是不是真的帮助到了服用它们的人呢？有没有考虑过这些营养品是不是真的货真价实？它们的原材料和生产工艺真的都过关吗？其实，很多营养物质很容易因不当的生产工艺导致营养流失或遭到破坏。

知晓人体运作的机制后，或许我们对营养素的选择可以更上一层楼。营养补充能加强我们体内的天然防御系统，从而保护健康。我们能够为自己负责的，其实就是明明白白的两个字：选择。

健康要掌握在自己的手里。现在我们流行讲财务自由、买房自由，殊不知健康自由比任何一项都重要，无论男性、女性，无论老人、孩子，健康都是一切的基础。每当我们因为疾病躺在病床上时，就会由衷地感受到无病一身轻的重要性，拥有再多的金钱也比不过拥有健康。也许有人会说，维护健康也要很多钱嘛。也对也不对，有的人花了巨款也没有守护住健康，也有的人只花费一点点小钱即可守护健康。维护健康，取决于我们是否选择了正确的理念。与其将健康托付给医生，不如把健康的主动权掌握在自己手中。

第五节　情绪对身体自我修复的影响

情感的质量对人的整体生活质量来说非常重要。我们都有各种各样人际关系的羁绊，父母、儿女、伴侣、好友、同事等，正是因为这些情感的支持，让我们每一天都感受到生活和人间的温暖美好。丰富的情感、良好的人际关系会让我们人类更长寿，并减少疾病的风险。就像我们都知道患上乳腺癌等恶性癌症的女患者多伴有长时间的抑郁情绪，从而催化了疾病的恶化。还有研究发现，在心脏病患者中，郁郁寡欢的患者并发症的发生率远高于乐观豁达的患者。长久以来的生活经验也证明，当生活工作过分劳累、心情过分紧张时，人更容易被病毒感染。处于压力状态下时，身体会需要大量能量作为燃料来应对压力，而这些能量可能原本是用于机体常规修复和保养的。因此，我们处在压力和坏情绪中时，会加剧身体的衰老。

人体有一套精密的免疫系统。这里说的免疫系统，不仅是西医所说的狭义的免疫能力，还包含自我诊断、人体资源管理、自我修复及再生。当我们产生各种各样的情绪的时候，最先受到攻击的是身体的免疫系统。导致免疫系统出现问题的情绪排名中，前七名依次是：生气、悲伤、恐惧、忧郁、敌意、猜疑，以及季节性失控。一般来说，消极情绪会让人的心理活动失衡，同时使身体产生一系列的变化。举一些简单的例子即可理解，比如心、脑血管系统对情绪反应极为敏感。当人的情绪抑郁时，心率减慢、心搏出量减少、血流速度减缓；当情绪紧张时，呼吸急促、心跳加快、血压升高、交感神经处于兴奋状态、肾上腺素分泌增加，易发生心、脑血管疾病，而对冠心病患者来说，可能造成心肌梗死甚至突然死亡。再比如，消化系统的功能活动，也易受情绪的影响。人在焦虑、愤怒时，胃液分泌量增加、胃的酸度和胃蛋白酶量增高、胃黏膜充血，容易形成溃疡。当人在悲痛、恐惧时，胃黏膜变白、胃液分泌量减少、胃酸度下降，即导致消化不良。

当我们的情绪出现问题，很可能就是身体某处发出的警告信号，同样也说明身体的营养出现危机。当营养素缺乏时，一些稀奇古怪、消极的想法甚至更严重的心理问题也会一起出现。情绪上的压力是需要时刻获得缓解的，而缓解的手段无非有两个：营养素补充和有效沟通，二者缺一不可。通过补充营养素在生理上保证身体各机能正常健康地运转，同时用沟通来疏导情绪上的压力。

比如，美国匹兹堡大学的研究人员发现，血液中ω-3脂肪酸含量较低的人往往比较容易冲动，对未来更消极。有学者认为，ω-3脂肪酸对情绪产生影响的主要原理是，它可以通过阻断神经传导路径，增加血清素的分泌。血清素是人体内产生的一种神经传递物质，是神经细胞用来互相传递信息的一种物质。血清素会影响人的胃口、内驱力（食欲、睡眠、性）以及情绪。通过饮食适量提高血清素含量能改善睡眠，让人镇静，减少急躁情绪，带来愉悦感和幸福感，带给人更多快乐。也就是说，血清素就像是身体里面的“快乐信使”，不断给神经递送出快乐的信息。如果我们可以在平时的饮食中及时补充ω-3脂肪酸，除了预防忧郁和多动症以外，还可以让心情变得平静和愉快。ω-3脂肪酸最好的补充方式是吃一些海鱼，比如鳕鱼、金枪鱼、三文鱼、鲱鱼等。内陆地区居民如果吃海鱼较少，则可以每天食用一些核桃、瓜子等，这些坚果富含膳食纤维、抗氧化物以及多种不饱和脂肪酸，所以，一小把坚果就可以很好地舒缓紧张情绪。

再举一个更为严重的例子。维生素PP（也称烟酸）的缺乏，会导致疲乏、工作能力减退、记忆力差和失眠等情况的发生。如不及时引起重视和治疗，则可出现典型的“三D”症状，即皮炎、腹泻和抑郁性智能障碍。重症患者则有谵妄、狂躁、幻视、幻听、神志不清，甚至智能障碍。当然，重症患者明确诊断以后，最有效的疗法是服维生素PP或烟酰胺；而重症患者中有严重腹泻和智能障碍者，应进行抢救。但其实，我们可以从平时的饮食中注意此类营养素的摄入，预防这种情况的发生。富含维生素PP的食物有动物肝肾、牛肉、猪肉、鱼类、花生、黄豆、麦麸、面粉、米糠、小米等。含量中等的有豆类、硬果类、大米、小麦等。而玉米面、土豆、蔬菜、鲜水果、蛋类、奶类中维生素PP的含量很低。所以，我们平时可以合理调配饮食，尤其注意摄入优质蛋白如鱼类、豆类，对于有素食习惯的人群，如果以玉米和蔬菜为最主要的食物来源，建议增加豆类、大米和小米的比例，否则就需要额外补充维生素PP了。

第六节　长期疲劳对身体自我修复的影响

有一种疾病发病率很高，却少有人重视，那就是慢性疲劳综合征。这也是疾病，并且正在困扰着许许多多的人。如何判断自己是否有慢性疲劳综合征呢？以下这10种状态中有6种即可诊断为慢性疲劳综合征。

1. 没有良好的睡眠，虽然十分疲劳，但患者在睡眠时只能睡1～2个小时。

2. 间断的低热。

3. 突然发生多发性过敏症状。

4. 慢性喉咙疼痛。

5. 淋巴结和扁桃体肿大。

6. 注意力不能集中，容易慌乱。

7. 关节与肌肉症状——关节、肌肉酸痛，疲劳无力。

8. 周期性偏头痛。

9. 抑郁与烦躁不安。

10. 短期的记忆力丧失。

关于慢性疲劳综合征的病因始终没有清晰的界定，用各种药物都没有显著的疗效，甚至还会有更严重的副作用，而全世界各国的患者数量也正在不断增加。但我们仍然可以大概分析出一些成因。首先是压力，任何生理压力、思维压力以及情绪压力都会引起疲劳。压力会消耗大脑中的一些化学物质，在忍受压力的过程中，这些物质也正在快速消耗，因此我们才感到筋疲力尽。其次是抑郁，无论是外界因素引起的抑郁，还是由于体内某些化学物质引起的抑郁，所表现出来的症状之一就是疲劳。再次是更年期，其实不光女性在45～55岁时经历更年期，许多男性也会在这一年龄段里经历更年期。而在更年期中，疲劳是主要特点之一。

疲劳是一种综合性的疾病，但患者们通常去医院就医时会以低热、失眠、脊椎疼痛等症状去就诊。在上上下下做了一系列检查后医生可能会告诉你，查不出任何问题。其实，我们往往忽略了这是一种因为自由基引起的疾病，只针对其中单个症状盲目治疗或服用药物，结果只会更糟。

在慢性疲劳综合征人群中，女性的发病率要高于男性。当下社会环境令女性需要承担的越来越多，工作、家庭、孩子教育，无不需要尽心尽力。若是休息得不到满足，长此以往，身体免疫力就会下降。同时，因为太过忙碌，一日三餐不能完全保证质量，身体也无法从膳食中获得足够的必要营养素。休息不够、营养素不够，自由基便有了空子可钻，使得细胞和免疫系统受到损伤。

慢性疲劳综合征患者还常有发炎、感染、感冒等病症。如果为了短时间内把症状压下去，而使用大量抗生素，或者经常使用抗生素的话，也会破坏体内免疫系统，使自由基损伤更易发生。所以，有必要正确使用含有抗氧化成分的营养素，从而帮助清除体内的自由基，缓解慢性疲劳综合征的各种症状。

第七节　不科学的药物服用方式对身体自我修复的影响

现代医学的发达程度确实十分令人放心，大家习惯于一有什么头疼脑热就连忙找药来吃。无论是抗生素还是止痛药，为了求快、求药效，人们对药物的使用变得越来越频繁。

然而在没有特别医嘱的情况下，自行服用过多药物对我们的胃、肝、肾损伤很大。其中，肾脏是药物代谢和排泄的重要器官，药物所引起的肾损伤主要表现为肾毒性反应及过敏反应。同时有些药物对胃黏膜有刺激、腐蚀的伤害，有些药物则影响胃肠运动功能及胃黏膜的血液和淋巴循环等。

这里有一则关于药物对于人的身体自身修复的影响案例。许多心脏病患者在胸痛发作时，都会服用止痛药。但英国一项研究显示，疼痛是刺激人体进行自我修复的表现，滥用止痛药会干扰这一过程。研究人员发现，心脏病发作时，心脏神经系统会产生病痛反应，并释放一种名为“P物质”的分子，它会激发身体的自我修复力，修复心肌细胞的缺氧损伤。然而，使用止痛药抑制疼痛后，上述修复过程就不能正常进行，从长期来说，不利于患者康复。而此前的研究也表明，心脏病发作时使用吗啡等止痛药的患者，总体死亡率比不用止疼药的患者高一些。

我们已经知道人体的自愈力是非常强大的，不妨试着通过营养补充的方式提升自己的自愈力，在遇到感冒发烧身体不适时，及时听取医生意见，不滥用药物，以休息、多喝水的方式让身体进行自我修复，抵御疾病。

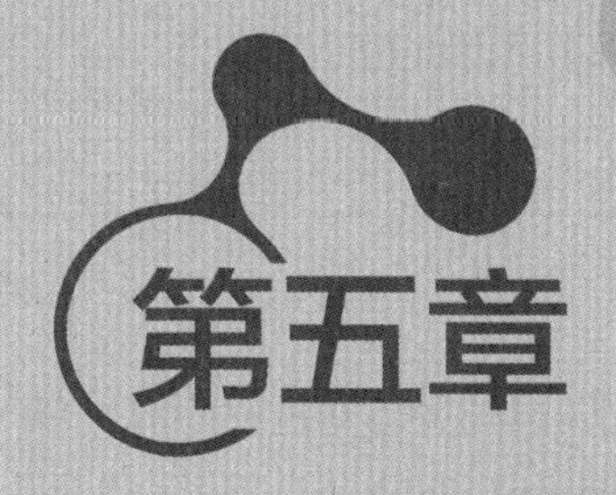

第五章

维护我们健康长寿的新星

第一节　细胞健康，需要及时的精准营养素

国际著名抗氧化营养素专家布鲁斯·艾密士（Bruce Ames）称："每天，每个人类细胞之DNA发生氧化作用的次数大约是一万次。"

我们都知道，人体由系统构成，系统由器官组成，器官由组织构成，组织由细胞构成。细胞是人体最基本的单位。人体细胞有60万亿~100万亿个，它们有着比计算机还庞大的"编程能力"，每秒钟会有几十亿次的化学反应，而营养是支持这些"程序"正常运行的关键。

细胞健康了，组织器官才会健康，身体机能才能正常。部分细胞出问题时，身体表现为亚健康，医生也诊断不出疾病。如果组织器官的很多细胞都发生异常并开始罢工，身体健康就"出大事"了。科学研究发现，人们患的所有病种的原因都可以归为细胞出了问题。

在人的一生中，细胞发生病变的现象是经常发生的，这是身体内部、外部多种因素综合作用的结果。比如营养不良（细胞得不到它需要的东西）：修复、复制细胞时需要的原料不对或不足；比如毒素侵袭（细胞被它不需要的东西毒害了）：细菌、病毒也是产生毒素后才能伤害身体的。

换个说法，我们为了给细胞提供营养，每天必须吃东西。如果把人体比作一间房子的话，那细胞就是砖块，只有结实的砖块才能构建起一幢稳固的大楼。可是你知道吗？据世界卫生组织调查，约有75%的人处于健康与疾病之间的亚健康状态，他们就是住在"危房"里的人，也就

是说有75%的人的细胞得不到充分的营养。

人体细胞必须全面、足量而均衡地摄取营养才会健康。简单地说，就是要让你的每一个细胞都能获得全面均衡的营养，从而促进细胞的修复、活化、再生，使其达到最佳功能状态。营养素供给细胞生活、劳动和组织功能所需的能量；提供人体的“建筑材料”，用以构成和修补身体组织；提供调节物质，用以调节机体的生理功能。

随着几十年来细胞生物学的不断发展，细胞层次这个层面已可被观察、认识或解释。氧化与氧化还原的活动，就是发生在细胞层次。想象一下，每天，每个人类细胞之DNA发生氧化作用的次数大约是一万次，这个数字乘以人体内的细胞数量，也就是数兆个。如果不通过食物和补充品来想办法弥补失去的抗氧化营养素，人体就会在超量蓄积自由基的攻击下遭受到更多伤害。

而多元抗氧化营养素在形成抗氧化网络进行协同工作时，对细胞有独特的保护作用。举例来说，细胞膜主要是脂肪构成的，而细胞本身主要是水分。脂溶性的维生素E及辅酶Q10可以保护细胞膜的脂肪部分，防卫自由基的攻击。但要保护细胞的含水部分或是血液，就只有水溶性抗氧化营养素可以碰触得到，像维生素C及麸氨基硫。已知有一种抗氧化营养素可同时在水性和油性的区域工作，那就是“硫辛酸”。硫辛酸非常独特，它可以在两种区域活动，并可还原水溶性（维生素C及麸氨基硫）与脂溶性（维生素E）的抗氧化物。

除此之外，KB-120天然多元小分子网络抗氧化营养素，是经近20年国内外专家合作，在传统抗氧化理论与技术基础上发展而成的科研成果。让我们看一看它是如何发挥作用的。

KB-120运用创新的微生物多级发酵工艺，按产品功效的设计，收获定性定量的多元小分子抗氧化营养素，构建结构型网络抗氧化能力。多元营养素组分来源于同个生命培养体，相融、相容且无拮抗。其可克服传统抗氧化营养素单组分或多组分复合、无法同步平衡人体复杂氧化应激机制的技术瓶颈。多元小分子产物无须经机体消化、酶解，循代谢途径可直接同步平衡体内多种过量自由基。其特有的“网络抗氧化能力”可抑制自由基损伤机体的链式反应，达到机体氧化及还原的平衡。

第二节　快速表达的受损细胞修复功效

检测KB-120的一款产品，我们发现其包含400多种小分子营养素，包括：

抗氧化类：黄酮、皂苷、谷胱甘肽、超氧化物歧化酶、硒……

有机酸类：肉桂酸、荠草酸、琥珀酸……

多糖类：阿拉伯糖、鼠李糖、苏糖醇……

小肽类：丙氨酸、谷氨酰胺、丝氨酸、亮氨酸、γ-谷氨酸异亮氨酸EI……

生物碱类：甜菜碱、葫芦巴碱、羟基吡啶……

酮酚类：槲皮素、山柰酚、金雀异黄素……

这些多元小分子营养素是怎么获得的呢？KB-120采用可应用于食品的菌种以及天然培养基，运用多级固液复合发酵技术，按不同产品的不同功效设计，获取不同组分的结构型小分子产物。同款产品的营养物质来自同一生命培养体，协同作用，无拮抗，保证了产品功效的稳定性。

KB-120多元小分子营养素的功效原理可以简化为两个方面：第一个是持续维护人体抗氧化系统的平衡，这也被称为“基础平衡”；第二个是让小分子营养可以同步到达细胞，即“定向优化”。通过这两个机理，KB-120多元小分子营养素可以快速修复细胞损伤，从而建立良好的机体环境。

抗氧化系统的平衡，涉及氧化应激与健康的关系。氧化应激是1990年美国衰老研究权威索哈尔（Sohal）教授提出的一种病生理概念，它是指在内外环境刺激的条件下，机体内产生活性氧自由基超量蓄积，而造成应激所引起的细胞和组织的生理和病理反应。氧化应激状态会导致机体疾病状态的产生，最重要的起效机制之一是对细胞内染色体端粒和端粒酶系统的影响。

端粒和端粒酶系统是保护细胞正常复制的一个关键因素，而氧化应激会导致端粒受损以及端粒酶系统功能失调。端粒和端粒酶系统的研究成果在2009年获得了诺贝尔生理学或医学奖，之后就有很多机构开始研究如何利用端粒酶来保护细胞。但这也同时引发了另一个问题：外源性端粒酶的补充，极有可能引发端粒过长（失控）而导致细胞癌化。

需要特别指出的是，KB-120多元小分子营养素不是外源性的补充端粒酶，而是生态修复端粒-端粒酶系统，正是可以解决端粒变短的内源性（可控）的安全途径。

生态修复的第一个技术关键点，不在于清除自由基，而是要达到抗氧化系统的平衡，能够持续保护自由基的平衡。第二个技术关键点是使其他的多种小分子营养可以同步到达。延伸而来，营养素的利用评价也变得非常重要。营养素的“质的价值”并不体现在某一个营养素含量有多少，而在于它进入体内以后能够被利用的程度如何。而营养素“量的充足”也不是体现在有多少类的营养素进入体内，而是看种类是否均衡。

KB-120多元小分子营养素使细胞自由基达到平衡，并使细胞营养同步到达，可快速实现损伤修复和氧化还原的技术目标。产品中的营养素均由小分子物质组成，可经由黏膜直接参与代谢，由此避免了对营养消化利用能力的个体差异，保证了KB-120多元小分子营养素对机体机能损伤修复“功效稳定可评价”的技术优势特征。

美国人类代谢物技术公司（Human Metabolome Technologies, Inc. USA）对KB-120营养素进行了相关检测，检测报告指出KB-120营养素均为小分子的状态，分子量小于500道尔顿，具有生物活性，所以利用率高。

如何确定KB-120多元小分子营养素的效果呢？已有的试验有充分的证据表明，在绿脓菌素诱导氧化应激时，KB-120能减少细胞内氧自由基的产生；在溴苯诱导的氧化应激情况下，KB-120显著提高了细胞存活率。（具体数据请参见本书开篇语中的图0-1和图0-2。）

除了细胞试验之外，动物试验和临床试验也进一步论证了KB-120多元小分子营养素的功效。KB-120是一个技术平台，所涉及的人体修复应用方向的产品有10余种，以生殖系统为例，KB-120多元小分子营养素其中的生殖系统修复产品在运用中功效非常明显。

研究表明，男性方面，精子极易受到活性氧自由基攻击，过量的活性氧自由基会损伤精子头部的DNA双螺旋结构，同时氧化精子体部和尾部的细胞膜脂质，从而导致精子的活力低下、畸形和死亡。女性方面，过量的活性氧自由基会导致女性激素失衡，对卵细胞的形成和成熟造成障碍，临床表现为性欲下降、不明原因的不孕症等。

针对这些情况，KB-120的研发团队做了一系列的试验。其中，上海交通大学针对雄性大鼠繁殖损伤修复进行了试验，试验对象分成四组，对照组、干预组、损伤组和损伤修复干预组。从数据上可以得出，到了试验第17天和第22天，KB-120生殖系统修复产品使得雄性大鼠血清中超氧化物歧化酶（SOD）活力显著提升，睾丸系数、精子计数和精子活力均有显著提高。而通过对雌性大鼠繁殖损伤修复的试验可以看到，KB-120生殖系统修复产品使得雌性大鼠的雌二醇水平有显著性的提高，正常雌鼠的生育综合指数从对照组的325.64提升到干预组的451.44，损伤组雌鼠的生育综合指数从285.46提升到损伤修复组的400.29。生育综合指数显著提高，反映了干预组相对于对照组，损伤修复组相对于损伤组，孕环境均有显著改善。

细胞试验和动物试验都充分表明，KB-120多元小分子营养素中的生殖系统修复产品对于增加精子浓度、精子活力，有助于雌性激素的平衡，促进生育等都具有突破性的意义。

第三节　创新的KB-120精准营养技术

KB-120富含的400多种小分子营养素，不仅能够补充人体长期以来缺乏的营养物质，同时还能够有效提高机体的抗氧化能力。

和传统的抗氧化营养素相比，KB-120特殊设计的网络抗氧化营养素，对不同细胞的保护或损伤修复更具有针对性。其多元抗氧化组分来源于同一个生命培养体，相融无拮抗，并可同步平衡多种活性的自由基，中止多种自由基的链式反应。KB-120克服了传统抗氧化营养素无法同步平衡人体复杂氧化应激机制的技术瓶颈，能够更好地保护机体的抗氧化能力；传统抗氧化营养素如多组分混合，则不具有相融性，难以抑制自由基的链式反应，作用也大打折扣。小于500道尔顿单位的结构性有效组分，可让KB-120营养素直接经黏膜或经门静脉到达肝脏参与机体代谢，确保细胞对营养素的有效利用；而传统抗氧化营养素大分子组分需要通过肠道酶解消化，才可有部分组分参与机体代谢。与此同时，个体差异也会导致传统抗氧化营养素功效表达的不稳定。

KB-120对氧自由基和氮自由基都有较好的清除作用，尤其是对超氧阴离子和1,1-二苯基-2-三硝基苯肼的清除能力更强，且随浓度的增加而增加。蔡旋（2011）报道，KB-120体外清除羟自由基、超氧阴离子自由基、DPPH自由基能力的半数有效量（EC50）分别为184.5μg、48.7μg、66.1μg。与常见抗氧化剂（维生素C、维生素E、L-硫辛酸和表没食子酸儿茶素）相比，KB-120对氧自由基及氮自由基都有较好的清除作用。

大量试验证明了KB-120能够有效提高机体的抗氧化能力。

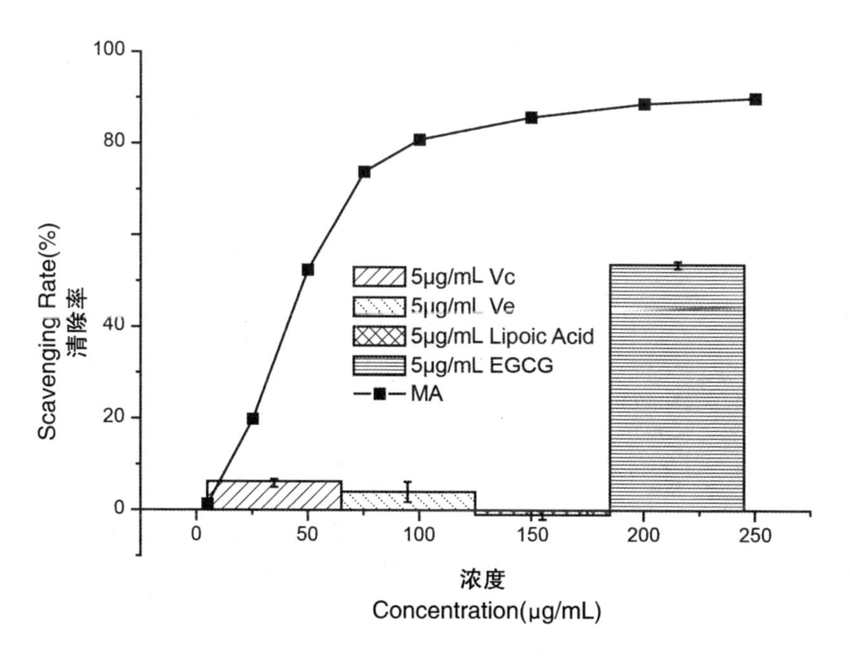

图 5-3-1 KB-120 及四种常见抗氧化剂的超氧阴离子自由基清除率

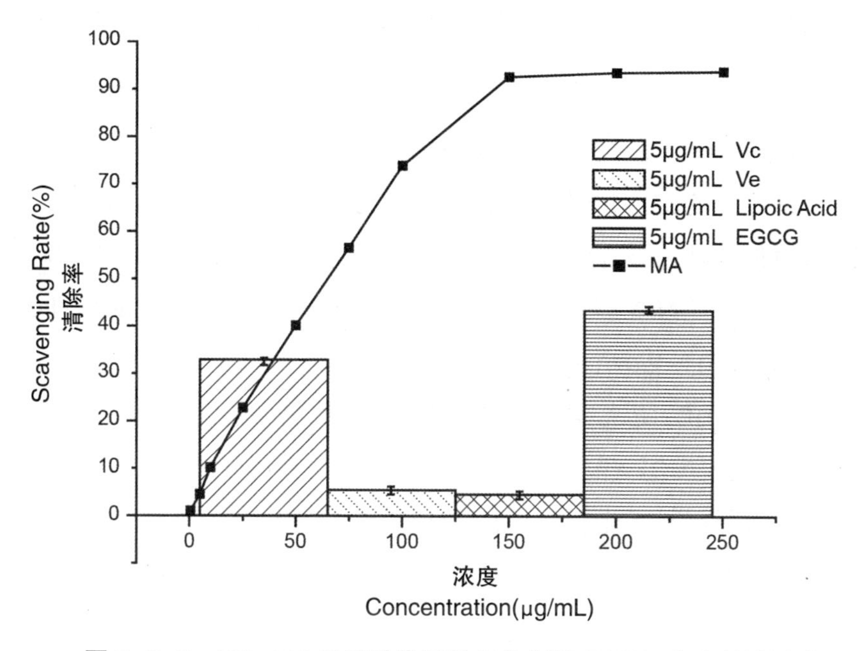

图 5-3-2 KB-120 及四种常见抗氧化剂的 DPPH 自由基清除率

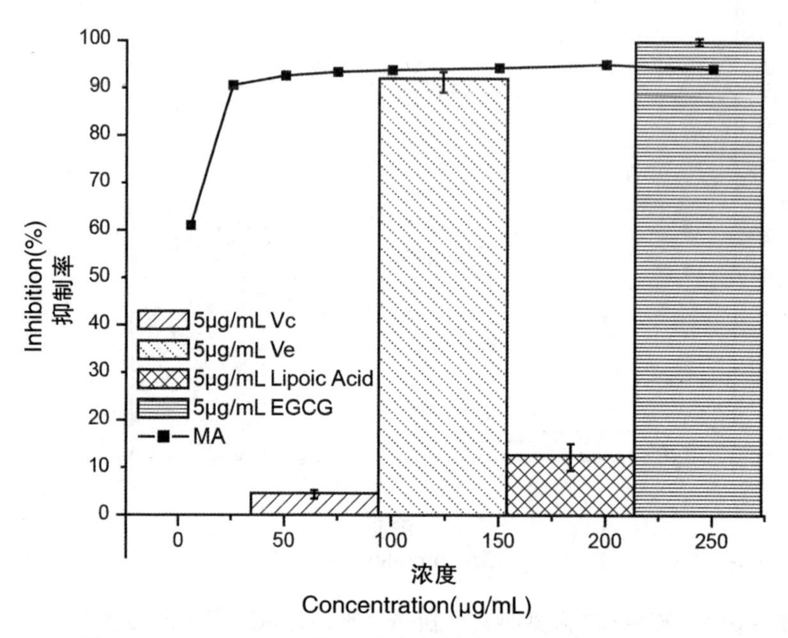

图 5-3-3　KB-120 及四种常见抗氧化剂对脂质过氧化的抑制率

注：Vc 为维生素 C，VE 为维生素 E，Lipoic Acid 为 L- 硫辛酸，EGCG 为表没食子酸儿茶素，MA 为 KB-120。

龚灵芝（2008）以高不饱和脂肪酸日粮诱导大鼠自由基损伤，并在日粮中添加20g/kg的KB-120处理损伤大鼠。发现高不饱和脂肪酸引起大鼠血清的超氧化物歧化酶（SOD）和谷胱甘肽过氧化物酶（GSH-Px）活性下降，一氧化氮（NO）和丙二醛（MDA）含量升高，KB-120处理大鼠血清的SOD和GSH-Px活性提高，NO和MDA含量降低。

陈小莲（2010）以脂多糖（LPS）致氧化损伤大鼠为模型，以0.8mL/d/只KB-120处理损伤大鼠，发现试验至第8天，损伤模型组大鼠毛色逐渐发黄、光泽度差、掉毛严重，KB-120处理大鼠毛色很白、有光泽。KB-120处理显著增加大鼠日增重，提高血清SOD的活性，降低MDA含量和NO 水平（$P<0.05$）。

韩雪（2010）以KB-120饲喂小鼠，3个月后进行力竭游泳试验。结果发现力竭游泳会使小鼠血清中MDA含量升高22.86%，小鼠发生氧化应激；KB-120处理后小鼠增重提高8.66%，胸腺指数增加17.35%，与游泳对照组相比，KB-120处理后小鼠力竭游泳试验后血清MDA降低29.71，SOD活性升高19.61%，小鼠力竭游泳时间延长97.41%。

赵森（2017）观察了KB-120对高脂日粮诱导的妊娠母鼠抗氧化能力。高脂日粮母鼠血浆中GSH-Px、抑制羟基自由基的能力、SOD和过氧化氢酶（CAT）的活性显著降低（$P<0.05$）、MDA和蛋白羰基的含量显著提高（$P<0.05$），血浆中总抗氧化能力（T-AOC）显著降低（$P<0.01$）；KB-120显著降低母鼠血浆中MDA和蛋白羰基的含量（$P<0.01$），显著地提高母鼠血浆的T-AOC、CAT和GSH-Px的活性（$P<0.01$），显著地提高了SOD的活性和抑制羟基自由基的能力（$P<0.05$），说明高脂日粮加剧了妊娠母鼠的氧化应激，KB-120能逆转这一过程，缓解机体的氧化损伤，促进母体和胎儿的健康发育。

表 5-3-1 KB-120 对高脂日粮诱导的母鼠氧化应激的影响

组别	基础组	高脂日粮	高脂日粮+KB-120
MDA（nmol/mL）	7.96±1.05	11.20±2.39*	7.01±1.39##
蛋白羰基（nmol/mgprot）	0.296±0.052	0.367±0.015*	0.247±0.017##
抑制羟基自由基的能力（U/mL）	698.43±33.92	570.64±55.43*	724.87±20.19#
GSH-Px（U/mL）	294.75±13.50	246.00±6.87**	306.75±5.66##
T-SOD（U/mL）	267.70±9.23	226.82±23.77*	258.47±15.21#
T-AOC（U/mL）	2.22±0.59	0.90±0.26	5.30±0.78**##
CAT（U/mL）	0.888±0.094	0.497±0.090*	0.949±0.282##

注：同行数据肩标 * 和 ** 分别表示与基础组相比显著差异（$P<0.05$）和极显著差异（$P<0.01$），# 和 ## 分别表示与高脂组相比显著差异（$P<0.05$）和极显著差异（$P<0.01$）。

猪的生理结构与人类更接近，是更有效的动物模型。罗振（2017）以21日龄断奶仔猪为模型研究KB-120对生长发育和抗氧化能力的影响。发现添加KB-120可显著提高仔猪采食量和日增重（$P<0.05$），降低料重比（$P<0.05$）；显著提高仔猪断奶1周时血清SOD和GSH-Px活性以及血清NO水平（$P<0.05$），血清MDA含量显著下降（$P<0.05$），说明KB-120可以提高仔猪的抗氧化能力，减少断奶应激和氧化损伤，促进仔猪的生长发育。

表 5-3-2　KB-120 对 21 日龄断奶仔猪的生长发育的影响

	对照组	KB-120
初重（kg）	6.18 ± 0.75	6.15 ± 0.58
终重（kg）	9.66 ± 0.24	10.23 ± 0.91
日增重（g/d）	165.71 ± 26.5^{b}	194.29 ± 15.3^{a}
日采食量（g/d）	212.98 ± 25.46^{b}	230.34 ± 28.32^{a}
料重比	1.28 ± 0.12^{a}	$1.18.56 \pm 0.18^{b}$

注：同行数据肩标无字母表示差异不显著（$P>0.05$），不同小写字母表示差异显著（$P<0.05$）。

表 5-3-3　KB-120 对 21 日龄断奶仔猪的抗氧化能力的影响

	对照组	KB-120
SOD（U/mL）	95.34 ± 8.26^{b}	116.56 ± 13.94^{a}
GSH-Px（U/mL）	758.37 ± 34.35^{b}	948.72 ± 24.02^{a}
MDA（nmol/mL）	3.70 ± 0.18^{a}	2.94 ± 0.29^{b}
NO（μmol/L）	90.22 ± 12.01^{b}	107.84 ± 18.79^{a}

注：同行数据肩标无字母表示差异不显著（$P>0.05$），不同小写字母表示差异显著（$P<0.05$）。

第四节　定性定量的 KB-120 营养素组分图谱示例

以下数据来自美国人类代谢物技术公司。他们对KB-120营养素做了全面的检测。

E-160335

Research Report

Metabolome Profiles of Bacterial Culture by CE-TOFMS Analysis

Client：Konghon Biotech

Report Number：KANPH-HMT-001

Report Date：August 8, 2016

HMT Human Metabolome Technologies, Inc.

This report consists of 43 pages (Including title page).

图 5-4-1　KB-120 营养素检测报告封面

E-160335

研究报告

通过 CE-TOFMS 分析细菌培养的代谢组学特征

客户：Konghon Biotech
报告编号：KANPH-HMT-001

报告日期：2016 年 8 月 8 日

HMT 美国人类代谢物技术公司

本报告共 43 页（包括封面）

图 5-4-2 KB-120 营养素检测报告封面（翻译版）

KANPH-HMT-001

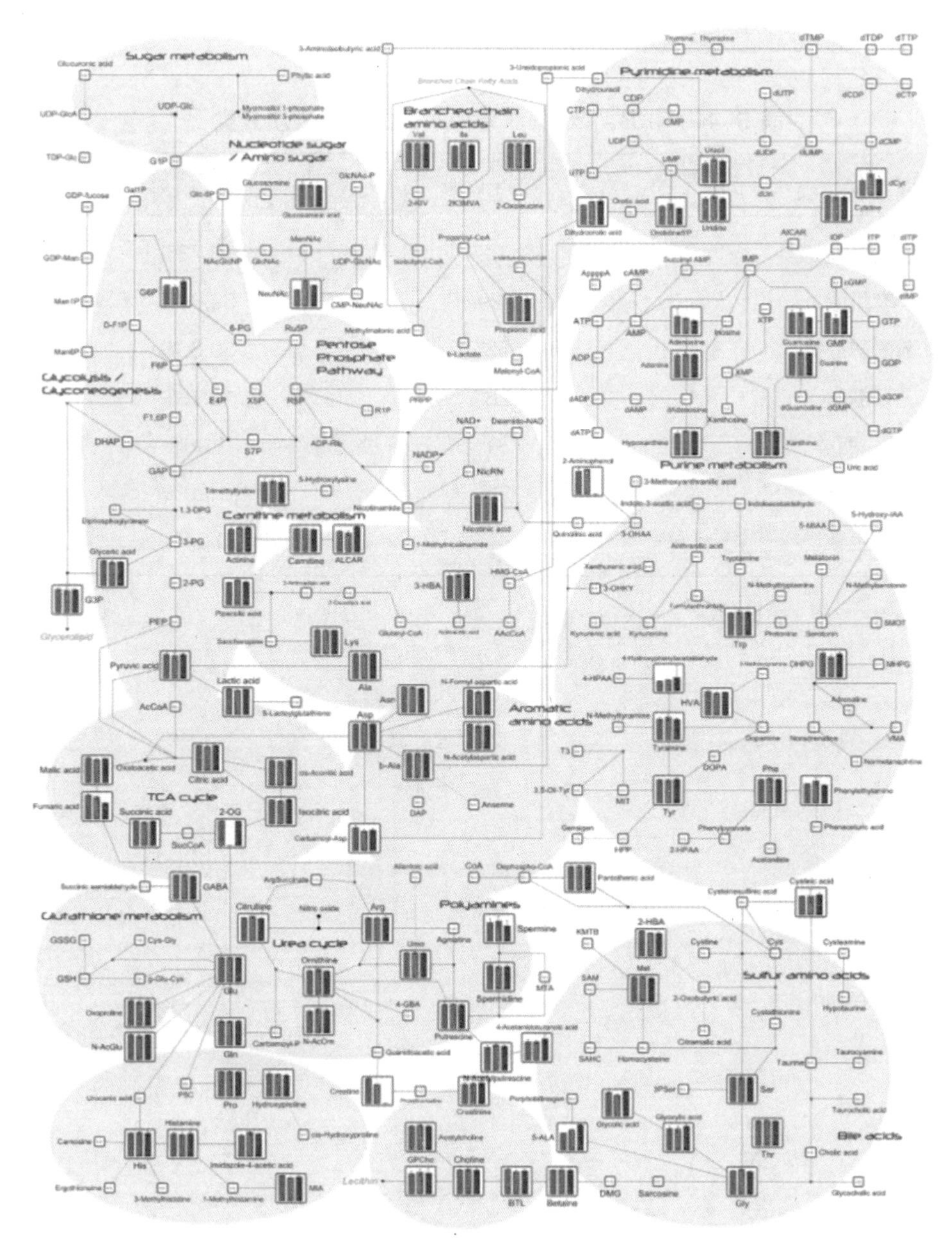

图 5–4–3　路径图

注：在标准代谢物中，本研究检测到的代谢物被绘制在路径图上。条形图 / 内型图分别以 1（蓝色），2（红色），3（绿色）表示各代谢物的相对区域。N.D. 表示未检测到。

这部分数据展示的是其中一款KB-120小分子营养素的部分组分测定结果。从这个结果中可以看到，样本内含有七大类近400种小分子营养素。这些小分子营养物质的分类总结如下。

表 5-4-1　KB-120 营养素样本中的营养物质分类

类型	种类（种）	含量占比
氨基酸、肽类	133	13.73%
有机酸	129	33.87%
酚酮醇醛类	53	30.86%
多糖类	28	19.18%
胺、酯类	31	1.06%
生物碱	21	1.29%
维生素	2	0.04%

第六章

KB-120产品部分临床应用实证及机理论证

第一节 世界卫生组织人类生殖研究合作中心、北京大学第三医院——KB-120对精子发育机能损伤修复的临床试验以及动物试验

2019年，卓先生36岁，正值壮年，是知名企业的高管，平时工作压力较大，也经常熬夜加班，随着年龄的增长，卓先生这些年有明显的疲劳感。妻子小晴，33岁。夫妇结婚4年，夫妻俩感情很好，生活富足稳定，唯一的遗憾是宝宝迟迟不来报到。

其实，婚后卓先生和妻子就准备要孩子，两人都为孕育宝宝做了准备，一年时间没有采取避孕措施，但小晴没能如愿怀孕。婚后第二年，卓先生和小晴去医院进行了检查。2016年，卓先生精液检查结果显示，精子浓度为每毫升精液中精子数量超过1亿个，前向活动力（PR）为21%（属轻度弱精子症）。2017年，小晴输卵管造影（HSG）提示，双侧输卵管通而欠畅。这样的检查结果，让卓先生夫妇更为焦虑，他们比以往任何时候都期盼早日迎来自己的宝贝。

2017年，卓先生夫妇经过反复权衡，进行人工授精（AIH）治疗。之后小晴如愿怀孕，但怀孕两个多月时因胎停行人工流产术，胎儿绒毛检查为染色体四倍体（双方染色体正常）。

经历了第一次人工授精治疗失败后，2018年，卓先生开始调整生活状态和减压，疲劳感有所减轻，但多次精液检查仍为轻度弱精子症。2019年中，自觉状态好转的夫妻俩，进行第一代试管婴儿（IVF）治疗，获成熟

卵子12枚，正常受精10枚（受精率83.3%，说明精子活动力虽偏弱，但仍然有正常受精能力），获4枚优质胚胎（优胚率40%），但是新鲜和冷冻周期各移植2枚优质胚胎均未着床。

一轮一轮的打击之下，卓先生夫妇身心疲惫。医护人员在卓先生夫妇第二次试管前建议卓先生使用KB-120，卓先生同意了。

2019年9月20日（使用KB-120前）对卓先生进行了一系列的检查，当时检测精子PR为23%，使用KB-120一个月后，卓先生自觉疲劳感明显减轻，复查精子活动力明显提高（PR为40%），但精子DNA碎片率（DFI）检测偏高（31.07%，使用KB-120前未检测）。因DFI超过30%容易自然流产，当时不建议进入试管治疗周期，但当月却自然怀孕，结果虽然为生化妊娠，但这一次却让卓先生一家燃起了希望，因为“自然怀孕”是之前想都不敢想的。

之后，卓先生继续使用KB-120一个半月至2019年12月4日，感觉精力明显提高，复查精液与上次相似（PR为42%），且DFI明显下降（18.25%）。因女方假期有限不愿尝试自然怀孕，继续使用KB-120至取卵共4个月，取卵日DFI为21%。到2020年1月17日再次行IVF治疗，获卵7枚，正常6枚（受精率85.7%），优质胚胎6枚（优胚率100%，明显高于上次的40%），移植2枚胚胎。2020年2月22日，超声提示宫内双胎妊娠。经历了四年的坎坷的期待，卓先生夫妇终于要迎来自己的宝宝了！

这是一个通过使用KB-120改善过氧化状态（压力大/弱精/DFI高）来提高胚胎质量（优胚率）和提高怀孕率（减少流产率）的最佳病例。使用KB-120之后，卓先生的精液质量大幅度提高，自我感觉也稳步提升，这一切都证明KB-120能够明显改善胚胎质量并提高怀孕率。此外，该病例有自然怀孕和试管婴儿助孕的对比，说明辅助生殖技术不能改变过氧化状态引起胚胎低质量和早期流产，从两次胚胎实验室数据对比，可以看出受精率变化不大，但优胚率明显提高。

精子质量主要影响受精能力，卵子质量主要影响胚胎质量。研究发现不良生活方式导致的过氧化状态可能会影响胚胎质量（双方），导致生化妊娠、胎停流产或生出畸形孩子，而KB-120显然会逆转上述状态。

跟卓先生夫妇一样，盼望着生个孩子的夫妻并不少，他们屡次受挫，直至遇到了KB-120。

小马33岁，自由职业，小时候右侧隐睾，当时未行手术治疗（激素注射治疗），4年前结婚，未避孕未育。小马的性激素促卵泡激素（FSH）偏高2倍以上，右侧隐睾在腹股沟位置已萎缩，左侧睾丸体积也只有正常人的一半（6.5毫升）。第一次精液检查质量很差：浓度6×10^6/mL，活动力25%；第二次精液结果稍好：浓度12×10^6/mL，活动力35%。曾用药1年，医生建议试管婴儿治疗。女方晓萍33岁，再婚，与前夫生育一子10岁，月经规律但量偏少，输卵管造影（HSG）提示双侧输卵管通畅。2016年11月10日，小马精液检查结果为轻度弱精子症（浓度20×10^6/mL，活动力20%），11月15日使用KB-120一个月，12月15日复查精液结果：浓度20×10^6/mL，活动力53%。2017年1月3日复查精液结果：浓度20×10^6/mL，活动力60%。其间无其他感觉，两个月后自然怀孕未复查精液。后小马夫妇生育一女，孩子身体健康，体重4000克。

小峰28岁，职员，结婚4年，未避孕未育，多次精液检查为正常临界状态，曾用药5月。女方佳佳27岁，月经不调，工作压力偏大，子宫输卵管造影（HSG）提示双侧输卵管通而不畅。1年前开始做试管婴儿，第一次做一代试管，受精不良；第二次做二代试管，优胚率不高；移植两次均失败。2016年12月24日，小峰精液检查结果为轻度弱精子症（浓度35×10^6/mL，活动力35%）。2017年1月24开始使用KB-120，一个月后，2月23日复查精液结果：浓度50×10^6/mL，活动力50%。2017年3月28日再次进行二代试管治疗（共3次），获卵14枚，正常受精6枚，优胚4枚养囊失败。2017年4月11日复查精液结果：浓度60×10^6/mL，活动力55%。2017年5月11日复查精液结果：浓度42×10^6/mL，活动力53%。其间无其他感觉，当月小峰夫妇自然怀孕，后生育一子，孩子身体健康，体重3700克。

小禹35岁，工人，结婚12年，生育一女，女儿10岁，身体健康。小禹平时特别忙碌，工作压力大，最近1年开始备孕（无用药史）。女方小费35岁，月经不规律，推迟1～2周，HSG提示右侧输卵管通而欠畅，左侧通畅。2016年年底，小禹两次精液检查结果正常，无用药史。2017年4月17日精液检查结果：量3.5mL，浓度80×10^6/mL，活动力40%。因忙碌推迟至2017年5月14日开始使用KB-120，使用第一个月，因没时间未复查精液。使用第二个月，2017年7月16日复查精液结果：量3.0mL，浓度250×10^6/mL，活动力45%。其间自觉精力提高，性功能略增强。用药两个半月时，发现女方怀孕而停用。后足月生产一女，体重3350克，身体健康。

以上病例均为世界卫生组织人类生殖研究合作中心的临床病例。患者使用KB-120后，都顺利怀孕或者生产。在使用KB-120前停止使用任何药物三个月，以排除其他药物的影响，单独使用才能检验KB-120的真实效果。特别是先天发育不良的小马，这种条件下只有明显提高精子活动力才可能达到自然怀孕的目的。在排除女方身体、夫妻双方心理等各方面的影响下，越来越多病例在使用KB-120后自然怀孕并且生下健康的孩子。

本是人类社会自然而然的繁衍，在现代社会却变成了难题。资料表明，目前中国不育不孕症的发病率已达12%～15%，不孕不育者约5000万。[①]，求助试管婴儿技术的人数每年也都在上升。按照医学界目前的标准，同居一年有频繁的性生活（一周大概两三次），但却没怀上孩子，就可以诊断为不孕不育。不孕不育门诊一号难求，有些夫妇，为了拥有一个健康的孩子，花费了大量的精力和财力。

此时，人们往往会探究，为什么生孩子变得这么难？到底是什么原因导致不孕不育？事实上，可以引起不育不孕的原因非常多，这其中有男方或者女方单独的原因，也有两人共同的原因。当然，有一些不孕不育的夫妻，根本找不到确切的原因。

---

① 我国不孕不育率达 12% ～ 15%[N/OL]. 新京报电子版，[2018-10-30]. http://epaper.bjnews.com.cn/html/2018-10/30/content_736104.htm?div=-1.

不孕症发病率居高不下，据世界卫生组织统计：育龄夫妇一年内不能怀孕，而需要寻求治疗的约占15%，其中男方因素将近50%，但高达40%～75%的特发性男性不育症只表现为精液质量的异常而找不到具体原因，这类患者通常要接受一系列经验性药物治疗或辅助生殖技术治疗。尽管相关研究报道进行meta分析（荟萃分析）后认为，已有的研究尚无法证实目前可选用的药物对特发性男性不育症患者具有确切疗效，但由于辅助生殖技术具有生育过程不自然、操作复杂、费用昂贵等缺点，对大多不育夫妇来说并非首先考虑的治疗方法。所以经验性药物治疗在临床上仍广泛使用，常用的药物包括激素类药物、抗氧化类药物、中医药等。

动物试验研究显示，KB-120对精子有明显的抗氧化保护作用，能提高精子参数，并降低DNA碎片率。世界卫生组织人类生殖研究合作中心通过严格入组质控，对40例弱精子症（世界卫生组织第4版标准）男性进行了KB-120抗氧化干预治疗。

2016年1月～2018年1月，在门诊就诊期间，自愿接受KB-120天然多元小分子营养素干预的弱精子症男性共44例，大多为第二代试管婴儿（In vitro fertilization, IVF/Intracytoplasmic sperm injection, ICSI）术前准备患者或二胎备孕者。

抗氧化干预治疗后，受试者出现不同程度的精力或性功能的提高，抗氧化干预后，以提高快速前向运动精子为主，能明显提高弱精子症患者，特别是年龄偏大、工作压力大等高氧化状态男性的生育能力。干预期间，有9例受试者自然妊娠属于意外收获，因这些女性配偶生育条件也不太好，其真实妊娠率需选择生育状态正常的女性配偶做进一步的大样本研究。

综上所述，使用循证标准质控的经验性用药方法证实，KB-120天然多元小分子营养素能提高弱精子症的前向运动能力，并能增加自然怀孕率。利用该产品的正向作用疗效反过来也说明了男性不育症的药物使用规律：用药1月后即能显示疗效，正向作用药物在第2个月达到高峰，并在第

3个月维持高位而没有出现持续上升趋势。

在不孕不育的难题中，男方原因约占一半，其中少弱精子症占主要原因。其发病原因十分复杂，如精索静脉曲张、内分泌调节异常和氧化应激等均可引起精子的数量减少和活力减弱。

北京大学第三医院进行了一项KB-120改善大鼠精子质量的分子机制研究。试验发现KB-120的主要成分具有抗炎、抗氧化作用，初步临床探索也发现KB-120可改善男性不育患者的精液质量。

试验中，采用奥硝唑（ORN）灌胃方法，检测大鼠少弱精子症的发生。采用精液常规分析和计算机辅助精子分析（CASA）的方法，检测精子密度、精子活率、A级精子比例、A+B级精子比例、曲线运动速度（VCL）、直线运动速度（VSL）、平均路径速度（VAP）、直线性（LIN）、前向性（STR）、摆动性（WOB）、精子头侧摆幅度（ALH）、鞭打频率（BCF）、平均移动角度（MAD）。用分子生物学试验，检测睾丸中氧化应激蛋白、凋亡相关基因的表达情况。

研究结果表明，KB-120可显著提高少弱精子症模型大鼠的精子活力及精子密度，可显著提高大鼠睾丸组织中超氧化物歧化酶（SOD）及谷胱甘肽过氧化物酶（GSH-Px）的酶活性，同时增加抗凋亡蛋白（Bcl-2）并减少凋亡蛋白（Caspase-3）的表达，同时能够通过改善少弱精子症大鼠睾丸中的氧化应激状态并抑制生精细胞凋亡，从而显著改善其精子质量。

第二节　中信湘雅生殖与遗传专科医院——KB-120对精子发育机能损伤修复、前列腺等机能损伤修复的临床试验

中信湘雅生殖与遗传专科医院进行了KB-120对男性精子治疗影响的临床研究。分别收集了病例服用前3天和服用前0天的精液参数（第一阶段：取两次检查平均值）、服用30～45天期间的2次精液参数（第二阶段：取两次检查平均值），服用60～90天期间的2次精液参数（第三阶段：取两次检查平均值），每次精液检查禁欲天数为3～5天。试验共纳入病例98例，16例未能按时进行第二阶段检查而脱落；65例按要求完成第一、二阶段检查，完成第二阶段后，脱落23例，完成一、二、三阶段检查42例；已纳入但第二阶段检查时间没到17例。

精浆弹性硬蛋白酶是反映非细菌性生殖道炎症感染的指标，临床上常用290～1000ng/mL作为生殖道隐性感染的参考标准。精子DNA碎片率（DFI）是间接反映精子氧化应激状态的参数，DFI值越高，精子DNA损伤越严重，自然妊娠和辅助生殖技术的成功率也会相应降低。结果显示，服用KB-120至第二阶段，志愿者精液量、精子活动力和前向运动精子总数得到显著改善，并且少精症志愿者精子浓度的均值达到正常参考值。服用至第三阶段，除轻度弱精症志愿者外，精子活动力（前向运动精子百分比和前向运动精子总数）在第二阶段基础上进一步改善，而轻度弱精症志

愿者，第三阶段前向运动精子百分比与第一阶段相比，仍有显著改善。少精症志愿者的精子浓度、畸形精子症精子形态以及低精浆锌志愿者的精浆锌含量仍在第二阶段基础上进一步改善，尤其是精子形态和精浆锌含量，在第三阶段其均值达到临床参考值。

课题数据同时显示，在KB-120干预的两个阶段当中，精浆弹性硬蛋白酶由901.52下降到525.04，精浆锌由3.13上升到了5.56。这两个数据表明KB-120能够改善生殖道的隐性感染，修复前列腺功能。

表 6-2-1　KB-120 与生殖道感染（精浆锌指标变化）

生殖道感染（高于正常参考值）患者精浆生化服用 KB-120 前后比较（N=13）

	第一阶段	第二阶段	第三阶段
精浆锌	3.13 ± 0.95	3.74 ± 2.31	5.56 ± 2.19

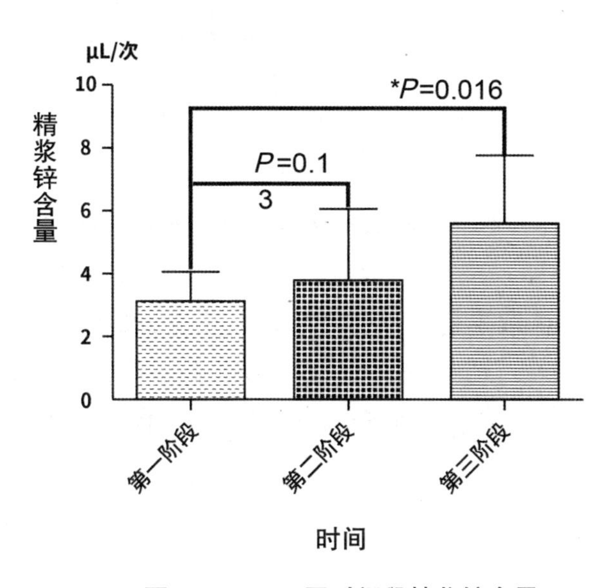

图 6-2-1　不同时间段精浆锌含量

表 6-2-2　KB-120 与生殖道感染（精浆弹性硬蛋白酶指标变化）

生殖道感染（高于正常参考值）患者精浆生化服用 KB-120 前后比较（N=19）

	第一阶段	第二阶段	第三阶段
精浆弹性硬蛋白酶	901.52 ± 718.98	525.04 ± 384.05	860.06 ± 846.46

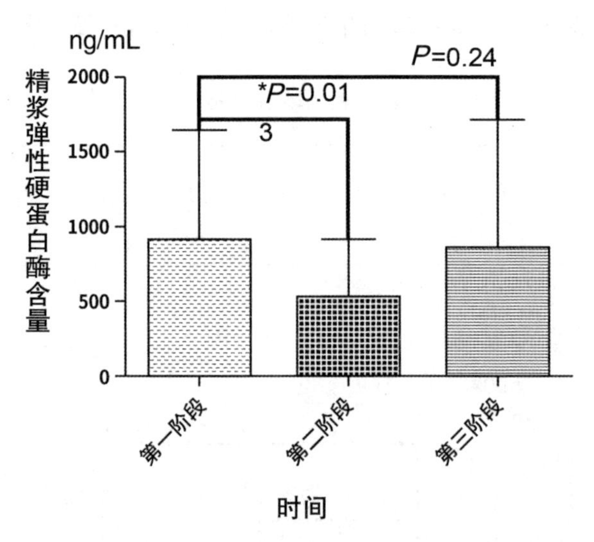

图 6-2-2　不同时间段精浆弹性硬蛋白酶含量

在试验中，选取了精浆锌及精浆弹性硬蛋白酶作为直接反映生殖道感染的指标。精浆锌反映前列腺功能，与精子活力及液化相关。而精浆弹性硬蛋白酶是静止型生殖道感染的诊断及预后指标，是检测炎症的手段之一，小于290ng/mL为正常，290～1000ng/mL为隐性感染，大于1000ng/mL为确诊感染。

第三节　上海交通大学——KB-120对免疫机能损伤修复、肝脏机能损伤修复、肠道机能损伤修复的试验论述

1. KB-120对免疫机能损伤修复的试验论述

在机体的正常代谢过程中，自由基的产生、利用和消除之间存在着动态平衡。自由基的稳定、平衡与机体免疫机能密切相关。自由基失衡会对人体的免疫系统造成破坏，引起淋巴细胞损害，造成人体免疫功能下降，对疾病的抵抗能力下降，发生自身免疫性疾病，加速衰老的进程。

研究发现，适量的抗氧化剂可以明显改善免疫功能，不仅在于能够增强免疫器官和细胞的功能，还能刺激细胞因子的释放，影响神经—内分泌—免疫系统网络，促进相关基因的合成和表达。

KB-120能促进免疫器官的发育。免疫器官分为中枢免疫器官和外周免疫器官，前者包括胸腺、骨髓（禽类为法氏囊），后者主要指脾脏、淋巴结等。研究表明，KB-120能够作用于多种免疫器官，增加器官质量，提高脏器指数，促进部分脏器的发育。谷娟（2012）研究发现，补充中或高剂量KB-120，能提高小鼠胸腺的质量。韩雪（2010）研究发现，小鼠日粮补充KB-120，胸腺指数提高17.35%。李杏（2012）研究发现，在肉鸡日粮中添加KB-120，试验15天时，肉鸡的脾指数、胸腺指数和法氏囊指数分别增加了13.74%、3.33%和4.35%；试验30天时，脾指数和法氏囊指

数分别提高了16.67%和38.6%。

KB-120能促进细胞免疫，促进免疫球蛋白的分泌和淋巴细胞转化率。谷娟（2012）研究显示，以不同剂量KB-120饲喂小鼠，小鼠脾淋巴细胞转化率和血清中免疫球蛋白A（IgA）的含量显著提高，且有剂量效应。李少华（2017）研究显示，在仔猪日粮中补充KB-120，血清免疫球蛋白M（IgM）含量增加39.21%（$P<0.01$）。李杏（2012）研究显示，肉鸡日粮补充KB-120至15天时，伴刀豆球蛋白A（ConA）和脂多糖（LPS）刺激的淋巴细胞转化率提高了12.26%和9.18%；补充至30天时，则分别提高3.96%和9.38%；补充15天和30天时，血清免疫球蛋白G（IgG）含量分别提高了52.36%和12.8%。丁瑞志（2016）研究显示，在奶牛日粮中补充KB-120，奶牛抗氧化能力显著提高，血清IgA、IgG和白细胞介素-2（IL-2）含量显著增加，乳清中的丙二醛（MDA）和8-异前列腺素F2α（8-iso-F2α）含量显著降低，说明KB-120能增强机体的抗氧化能力及免疫能力，并提高奶产量和奶品质。

表 6-3-1　补充 KB-120 对断奶仔猪血清免疫指标的影响

项目	对照组	微生物源性抗氧化剂组	NAC 组
IgM/（μg/mL）	93.27 ± 5.76^{aA}	129.84 ± 8.93^{bB}	101.69 ± 6.25^{aAB}
IL-2/（pg/mL）	338.66 ± 33.89	406.12 ± 11.78	400.35 ± 21.07
IL-6/（ng/L）	16.55 ± 1.82^{b}	12.65 ± 0.59^{a}	15.25 ± 0.25^{ab}

注：同行数据肩标无字母或字母相同表示差异不显著（$P > 0.05$），不同小写字母表示差异显著（$P < 0.05$），不同大写字母表示差异非常显著（$P < 0.01$）。

表 6-3-2　补充 KB-120 对肉鸡外周血淋巴细胞转化率的影响

项目	对照组	试验组
15d		
ConA 刺激	1.06 ± 0.01^{a}	1.19 ± 0.03^{b}
LPS 刺激	0.98 ± 0.10	1.07 ± 0.12
30d		
ConA 刺激	1.01 ± 0.05	1.05 ± 0.03
LPS 刺激	0.96 ± 0.04	1.05 ± 0.05

注：同行数据肩标无字母表示差异不显著（$P > 0.05$），不同小写字母表示差异显著（$P < 0.05$）。

KB-120能有效调控细胞因子的分泌。细胞因子是由多种组织细胞（主要为免疫细胞）所合成和分泌的小分子多肽或糖蛋白。细胞因子能介导细胞间的相互作用，具有多种生物学功能，如调节细胞生长、分化成熟、功能维持、调节免疫应答、参与炎症反应、创伤愈合和肿瘤消长等。KB-120参与了免疫因子的分泌调控。谷娟（2012）研究表明，在小鼠日粮中补充不同剂量KB-120发现IL-2含量显著提高，且随剂量增加而增加。李少华（2017）在仔猪的试验中也发现了类似的结果，补充KB-120仔猪血清中IL-2含量增加19.92%，白细胞介素-6（IL-6）含量降低23.56%。

表 6-3-3　KB-120 促进小鼠血清 IL-2 和 IL-6 的分泌

组别	IL-2（ng/L）	IL-6（ng/L）
对照组	23.24 ± 7.09^{bB}	92.83 ± 24.17^{b}
低剂量组	32.39 ± 4.07^{abAB}	93.02 ± 20.23^{b}
中剂量组	37.95 ± 5.15^{aA}	151.21 ± 41.25^{a}
高剂量组	39.04 ± 3.02^{aA}	140.35 ± 27.63^{ab}

注：同行数据肩标字母相同表示差异不显著（$P > 0.05$），不同小写字母表示差异显著（$P < 0.05$），不同大写字母表示差异非常显著（$P < 0.01$）。

NLRP3炎性小体是蛋白复合物，是先天免疫的第一道防线。研究表明，高脂日粮通过激活NLRP3炎性小体，调节机体炎症和代谢紊乱。IL-1β为白细胞介素-1β，IL-18为白细胞介素-18，Caspase-1为半胱氨酸蛋白酶-1。Luo等（2019）在高脂日粮（HFD）中补充KB-120饲喂母鼠，发现KB-120能显著降低高脂日粮诱导的母鼠血浆IL-1β、IL-18和Caspase-1的活性（$P<0.05$），降低母鼠和子鼠肝脏NLRP3、IL-1β和IL-18的基因表达（$P<0.05$）。

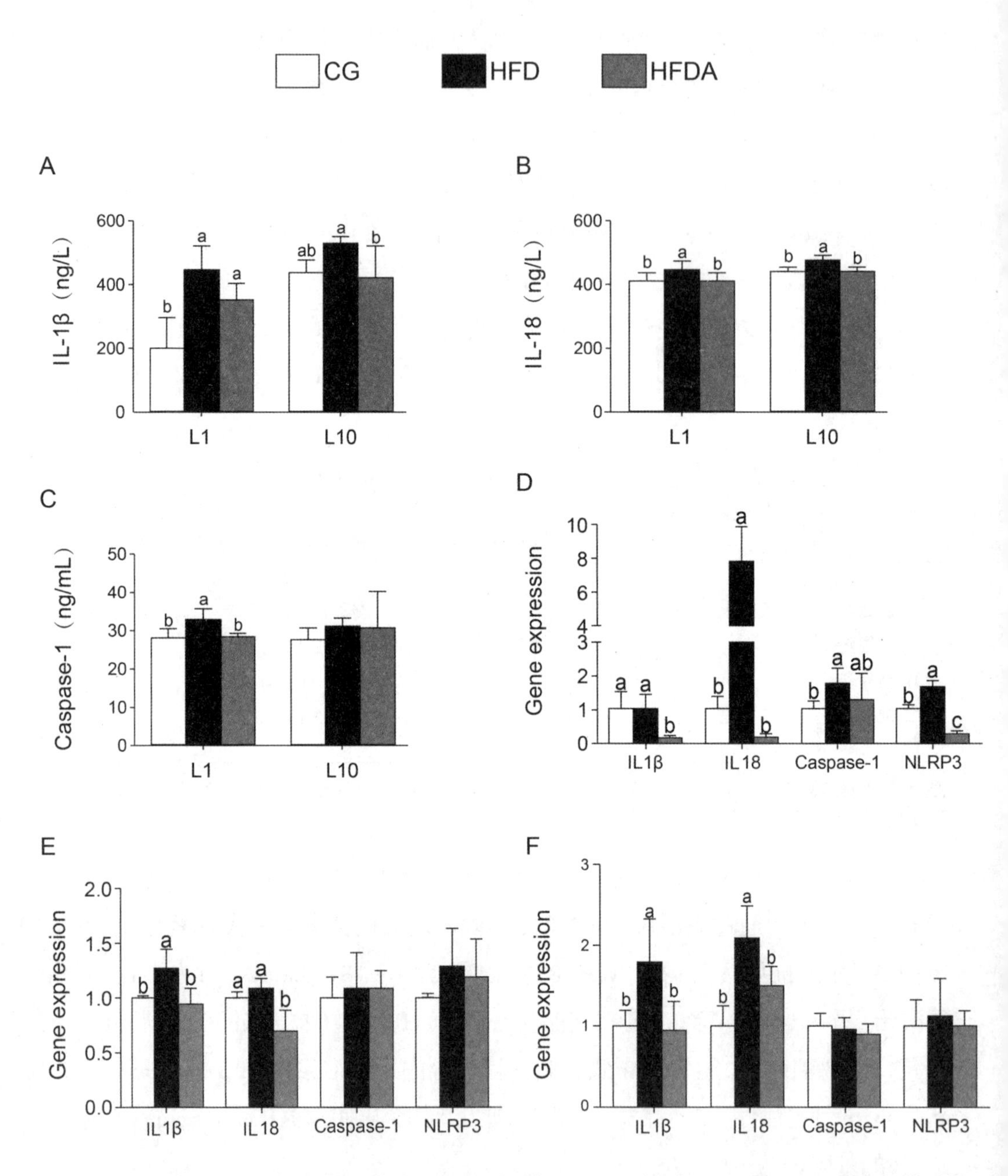

图 6-3-1　L1、L10 母鼠血浆中 IL-1β（A）、IL-18（B）和 Caspase-1（C）的活性
母鼠肝脏 L1（D）、L10（E）和子代肝脏（F）中 NLRP3 炎性通路相关基因表达

注：不同字母代表差异显著（$P<0.05$）。CG：对照组；HFD：高脂组；HFDA：高脂 +2%KB-120（n=6）。

2. KB-120对肝脏机能损伤修复的试验论述

肝脏是人体最大的、代谢极为活跃的内脏器官，它分泌胆汁、参与消化活动，具有调节蛋白质、脂肪和糖类代谢、贮存糖原、解毒、吞噬防御等重要机能，是人体内的一个巨大的“化工厂”。

肝脏细胞含有丰富的线粒体，是能量的主要生产地。线粒体呼吸链复合体利用电子传递生产三磷酸腺苷（ATP），在这个过程中产生活性氧（ROS），也是ROS的主要来源。过量的ROS导致线粒体氧化应激。活性氧自由基引发的氧化应激是多种肝病发生的共同病理生理基础。氧化应激主要通过启动膜脂质过氧化改变生物膜功能、与生物大分子共价结合及破坏酶的活性等，在细胞因子（如TNF-α、NF-κB）的共同作用下引起不同程度的肝损伤。氧化应激在脂肪肝、病毒性肝炎、肝纤维化等肝病中可产生不容忽视的作用。通过抗氧化剂维持肝脏的氧化还原状态平衡，是维持肝脏功能的重要途径。

KB-120可修复脂多糖（LPS）损伤的大鼠肝脏功能。陈佩青（2016）研究KB-120对正常大鼠和以脂多糖（LPS）致肝脏氧化损伤大鼠的抗氧化功能和肝脏损伤修复的作用，发现KB-120可提高正常大鼠血清和肝脏中超氧化物歧化酶（SOD）和谷胱甘肽过氧化物酶（GSH-Px）活性，能减缓LPS所致的血清和肝脏SOD和GSH-Px酶活性下降，显著降低血清和肝脏丙二醛（MDA）和一氧化氮（NO）水平，降低血清谷草转氨酶（AST）和谷丙转氨酶（ALT）活性。

KB-120可缓解高脂日粮引起的大鼠肝脏线粒体DNA损伤。陈小莲（2012）以高脂日粮诱导氧化应激大鼠为模型，应用单细胞凝胶电泳研究KB-120对大鼠肝细胞DNA损伤的修复作用，发现正常大鼠和饲喂高脂日粮加KB-120的大鼠毛色正常有光泽，活动力强；而高脂日粮模型组大鼠部分毛发蓬乱、毛色逐渐发黄，粪质较稀且不成形，4~6周后大鼠逐渐表现为食少纳呆。正常大鼠肝脏颜色鲜红，质地柔软，富有弹性；应激模型组大鼠肝脏体积明显增大，色泽黄灰，触之有油腻感，边缘饱满，质地稍韧，呈明显脂肪肝样；模型加KB-120处理大鼠肝脏体积较正常组略大，颜色呈较浅淡的黄褐色，质地、弹性和柔韧性较正常组略差。高脂日粮引起大鼠氧化应激肝脏SOD和GSH-Px活力显著降低、MDA显著增多（$P<0.05$）；高脂日粮加KB-120后，肝脏SOD和GSH-Px活力显著升高、MDA显著降低（$P<0.05$），恢复到正常大鼠水平。在荧光显微镜下观察发现，肝细胞线粒体DNA被荧光染料染成绿色，未受损细胞表现为有圆形荧光核心，没有尾巴，荧光强度均匀，边缘整齐。受损细胞则有彗尾伸向阳极，形成一个亮的头部和尾部，类似彗星样的拖尾。喂饲高脂日粮的应激模型组大鼠在21天，肝细胞DNA出现明显的彗尾；到42天，彗尾更长。利用CASP彗星图像分析软件，对试验所得的彗星图像进行数据分析发现，试验第21天，应激模型组大鼠肝细胞与正常大鼠相比，尾部DNA含量，尾长、尾矩、Olive尾矩均显著增加（$P<0.05$）。表明DNA受到损伤，高脂日粮加KB-120组有轻微拖尾现象，但与应激模型组相比损伤较轻，尾部DNA含量、尾长、尾矩、Olive尾矩均有所降低（$P<0.05$）。试验第42天，应激模型组大鼠肝细胞有明显拖尾，尾部DNA含量为7.84%（大于5%），为低度损伤，且与其他各组均有显著差异（$P<0.05$），高脂日粮加KB-120组肝细胞亦有拖尾现象，与对照组和应激模型组相比，各指标均有显著差异，但比模型组损伤明显较轻（$P<0.05$）。说明KB-120能有效缓解高脂日粮引起的大鼠肝细胞DNA的氧化损伤，能维护大鼠的肝脏功能。

表 6-3-4 KB-120 对氧化应激大鼠肝组织抗氧化能力的影响

组别		SOD [U/(mg·prot)]	GSH-Px [U/(mg·prot)]	MDA [U/(mg·prot)]
21d	对照组	38.72 ± 1.72^{a}	3325.74 ± 20.25^{a}	2.50 ± 0.08^{b}
	应激模型组	32.31 ± 3.21^{b}	285.52 ± 16.78^{b}	3.23 ± 0.21^{a}
	抗氧化剂组	37.56 ± 2.25^{a}	319.24 ± 18.21^{a}	2.64 ± 0.17^{b}
42d	对照组	339.54 ± 2.57^{a}	350.74 ± 23.30^{a}	2.84 ± 0.07^{b}
	应激模型组	33.45 ± 2.01^{b}	293.77 ± 17.54^{b}	3.55 ± 0.54^{a}
	抗氧化剂组	39.01 ± 3.78^{a}	307.31 ± 25.36^{a}	3.07 ± 0.47^{b}

注：同行数据肩标字母相同表示差异不显著（$P > 0.05$），不同小写字母表示差异显著（$P < 0.05$）。

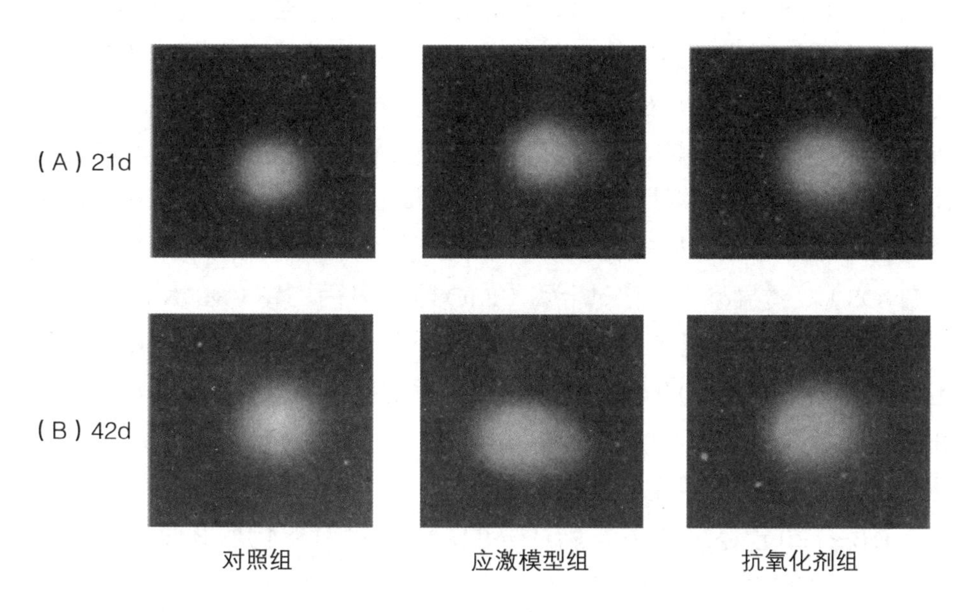

图 6-3-2 KB-120 对氧化应激大鼠肝细胞 DNA 损伤观察

表 6-3-5　KB-120 对氧化应激大鼠肝细胞 DNA 损伤的作用

组别		对照组	应激模型组	抗氧化剂组
21d	尾部 DNA(%)	0.53 ± 0.97^a	5.18 ± 1.77^c	3.46 ± 1.80^b
	尾长 (μm)	4.26 ± 3.41^a	14.79 ± 5.63^c	9.39 ± 5.78^b
	尾矩 (μm)	0.03 ± 0.02^a	1.86 ± 0.77^c	0.32 ± 0.18^b
	Olive 尾矩	0.19 ± 0.17^a	0.73 ± 0.35^c	1.08 ± 0.95^b
42d	尾部 DNA(%)	0.34 ± 0.17^a	7.84 ± 3.74^c	3.09 ± 1.96^b
	尾长 (μm)	3.84 ± 1.65^a	23.09 ± 6.45^c	12.09 ± 3.87^b
	尾矩 (μm)	0.10 ± 0.17^a	1.81 ± 0.65^c	0.43 ± 0.37^b
	Olive 尾矩	0.13 ± 0.09^a	3.00 ± 0.94^c	1.07 ± 0.77^b

注：同行数据肩标字母相同表示差异不显著（$P > 0.05$），不同小写字母表示差异显著（$P < 0.05$）。

KB-120对妊娠期和哺乳期母鼠及子鼠肝脏氧化损伤的维护作用。母鼠在妊娠期和哺乳期，因母体和胎儿发育的需要会进食大量的养分，特殊的生理代谢也常会发生氧化应激。母体的氧化应激不但会损伤母体的肝脏，还会涉及胎儿及新生儿的健康。罗振（2019）研究KB-120对高脂日粮（HFD）诱导的孕期及哺乳期母鼠及子鼠肝脏损伤及肝脏脂质代谢的影响，发现在妊娠期和哺乳期，饲喂母鼠KB-120，能显著缓解HFD诱导的母鼠和子鼠肝脏氧化损伤，下调母鼠和子鼠肝脏总一氧化氮合酶（TNOS）、诱导型一氧化氮合酶（iNOS）以及丙二醛（MDA）水平。

KB-120显著降低了高脂诱导的母鼠血浆总胆固醇（TC）、高密度脂蛋白胆固醇（HDLC）和低密度脂蛋白胆固醇（LDLC）含量（$P<0.05$）和母鼠肝脏甘油三酯（TG）含量（$P<0.05$），改善子鼠肝脏TG代谢和脂肪酸合成酶（FAS）活性（$P<0.05$）。

KB-120显著缓解了高脂诱导的FAS、过氧化物酶体增殖物激活受体γ（PPARγ）和中链酰基辅酶A脱氢酶（MACD）基因表达（$P<0.05$），上调子鼠肝脏FAS和肉毒碱棕榈酰转移酶1α（CPT1α）的基因表达（$P<0.05$）。

KB-120显著降低高脂诱导的母鼠血浆碱性磷酸酶（AKP）活性（$P<0.05$）和母鼠肝脏谷丙转氨酶（ALT）、AKP和谷草转氨酶（AST）的活性（$P<0.05$）以及子鼠肝脏ALT的活性（$P<0.05$）。

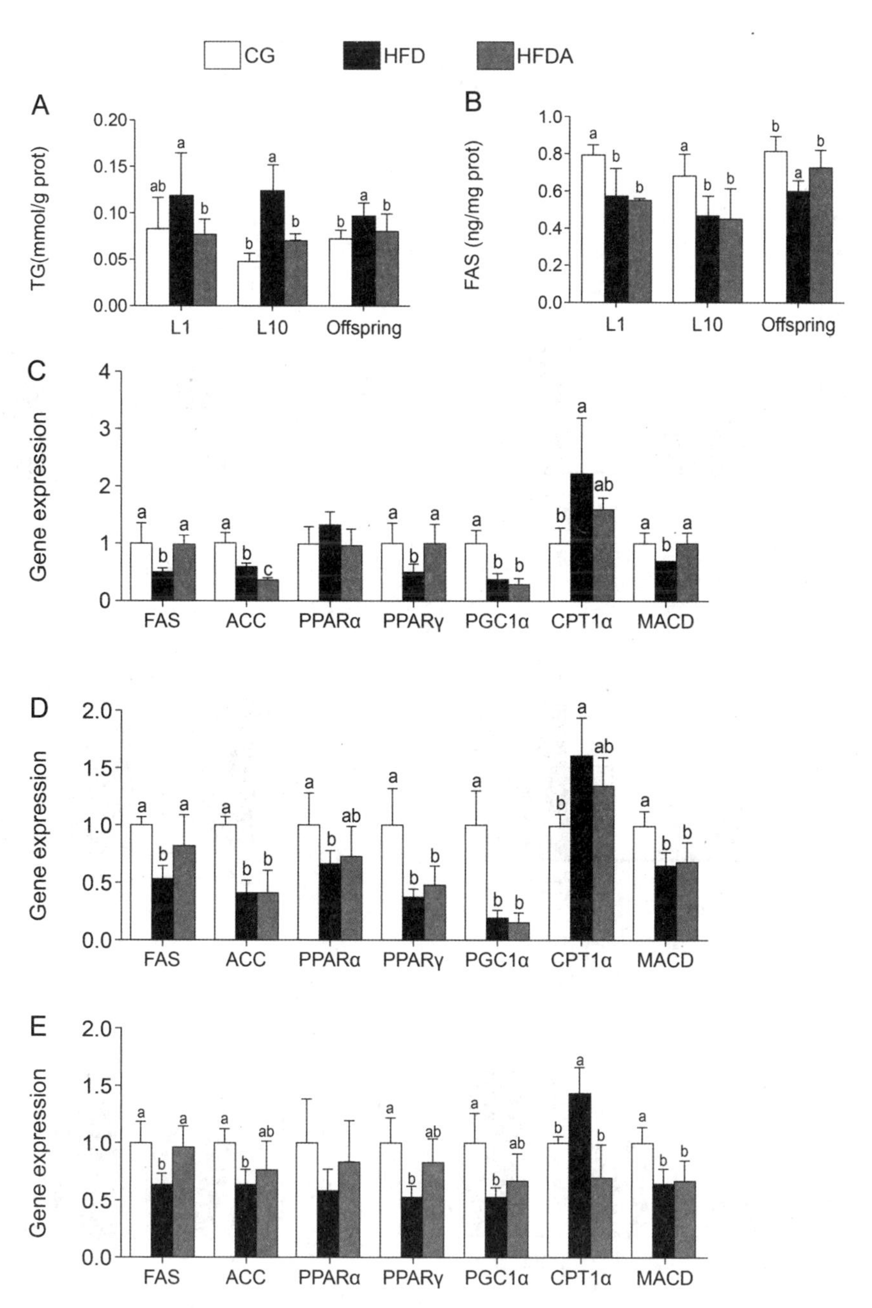

图 6-3-3 L1 和 L10 的母鼠肝脏中 TG（A）、FAS（B）
肝脏脂质代谢相关基因表达如图 L1（C）、L10（D）和子代（E）

注：不同字母代表差异显著（$P<0.05$）。TG：甘油三酯；FAS：脂肪酸合成酶；ACC：乙酰 CoA 羧化酶；PPARα：过氧化物酶体增殖物激活受体 α；PPARγ：过氧化物酶体增殖物激活受体 γ；PGC1α：过氧化物酶体增殖物激活受体共激活因子 1α；CPT1α：肉毒碱棕榈酰转移酶 1α；MACD：中链酰基辅酶 A 脱氢酶；CG：对照组；HFD：高脂组；HFDA：高脂 +2%KB-120 组（n=6）。

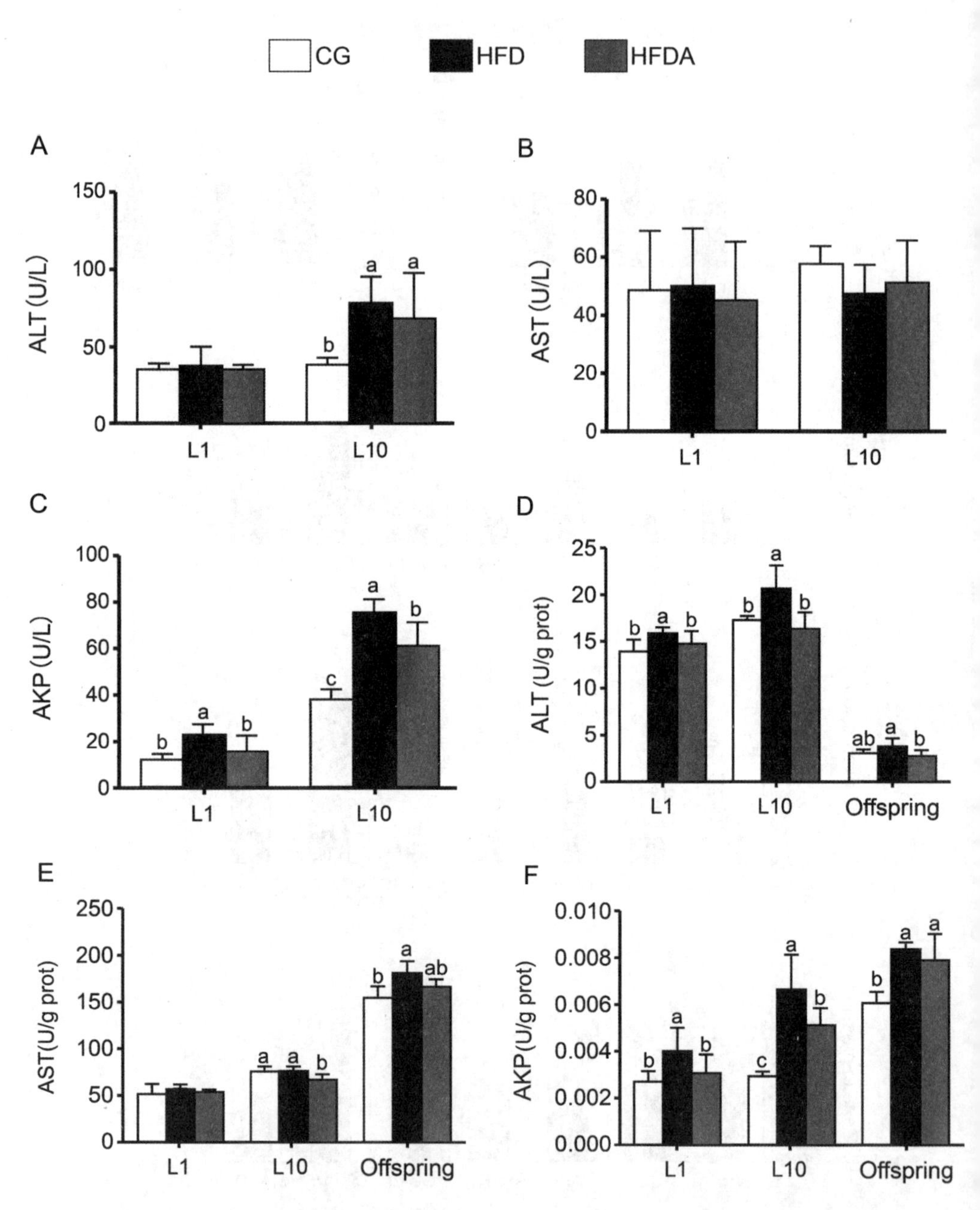

图 6-3-4　L1、L10 母鼠血浆中 ALT（A）、AST（B）和 AKP（C）的活性 L1、L10 及子代肝脏中的 ALT（D）、AST（E）及 AKP（F）活性

注：不同字母代表差异显著（*P*<0.05）。CG 为对照组，HFD 为高脂组，HFDA 为高脂加 2%KB-120 组（n=6）。AST 为谷草转氨酶，ALT 为谷丙转氨酶，AKP 为碱性磷酸酶。

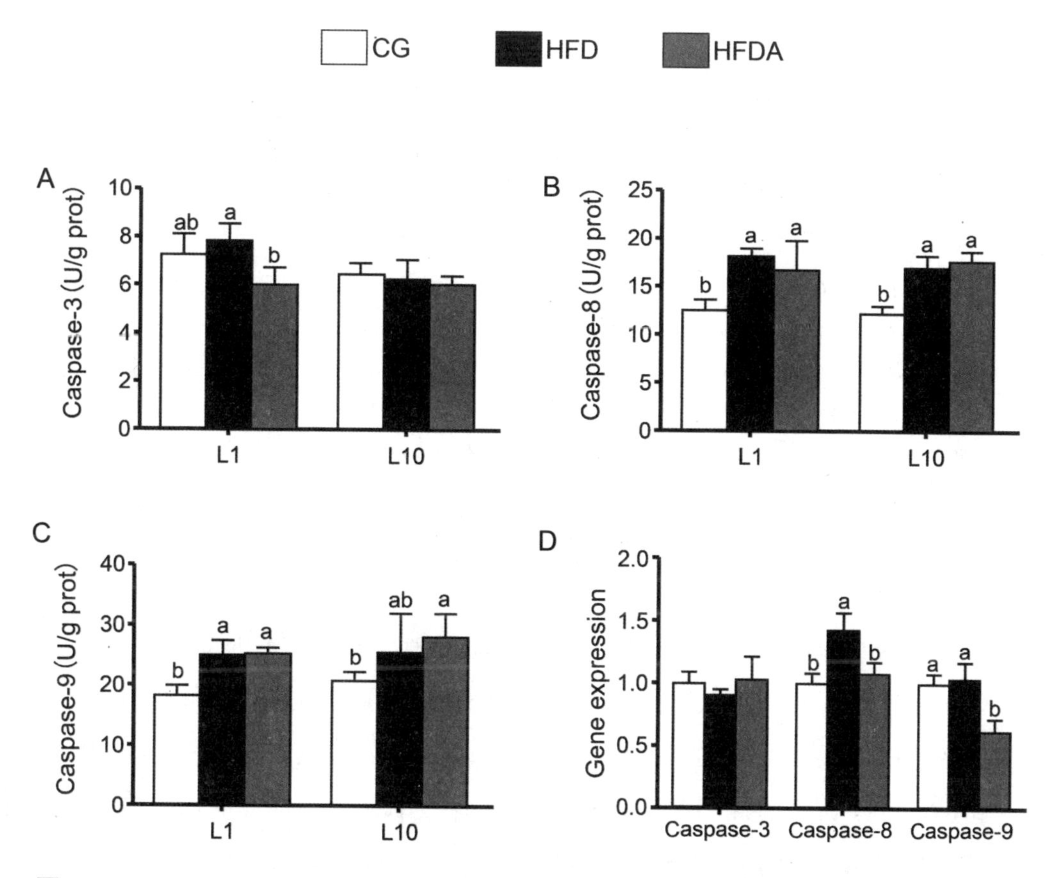

图 6-3-5　L1、L10 母鼠肝脏中 Caspase-3（A）、Caspase-8（B）和 Caspase-9（C）的活性及子鼠肝脏中 Caspase-3、Caspase-8 和 Caspase-9 的基因表达（D）

注：不同字母代表差异显著（$P<0.05$）。CG：对照组；HFD：高脂组；HFDA：高脂 +2%KB-120 组（n=6）。

3. KB-120对肠道机能损伤修复的试验论述

KB-120能促进肠道的抗氧化功能，缓解氧化应激诱导的肠道屏障功能障碍。赵珂立（2011）以脂多糖（LPS）诱导建立大鼠肠道氧化应激，并在氧化应激大鼠日粮中添加复合抗氧化剂，发现抗氧化剂能提高大鼠肠道绒毛高度（$P<0.05$），降低隐窝深度（$P<0.05$），令肠道消化酶活性和肠道吸收能力提高。说明复合抗氧化剂对LPS诱导的肠道氧化损伤具有较好的修复作用。

表 6-3-6　复合抗氧化剂对 LPS 损伤大鼠肠道功能和组织形态的影响

项目 Items	对照组 Control group	诱导组 Induction group	修复组 Reparation group
D- 木糖 D-xylose/(mmol/L)	0.33 ± 0.03[a]	0.09 ± 0.02[b]	0.28 ± 0.08[a]
脂肪酶 Lipase(U/L)	51.44 ± 11.84	50.78 ± 1.80	52.84 ± 2.31
麦芽糖酶 Maltase/(mmol/L)	23.79 ± 5.19[a]	8.15 ± 0.49[b]	18.50 ± 2.41[b]
绒毛高度 Villu sheight/ μm	262.84 ± 8.43[b]	259.22 ± 4.25[b]	273.08 ± 4.52[a]
隐窝深度 Crypt depth/ μm	275.37 ± 12.12[a]	284.96 ± 15.37[a]	253.62 ± 6.13[b]
绒毛高度 / 隐窝深度 Villus height/crypt depth	0.96 ± 0.05[a]	0.90 ± 0.05[a]	1.08 ± 0.04[b]

注：同行数据肩标无字母或字母相同表示差异不显著（$P > 0.05$），不同小写字母表示差异显著（$P < 0.05$）。

早期断奶常会引起仔猪自由基代谢失衡，肠道氧化应激和功能障碍。朱丽慧（2012）以复合抗氧化剂饲喂断奶仔猪，发现能降低肠道过氧化氢（H_2O_2）和一氧化氮（NO）水平，增强机体抗氧化能力，提高消化酶活性，下调肿瘤抑制蛋白p53表达，上调过氧化物酶体增殖物激活受体共激活因子1α（PGC1α）。表明复合抗氧化剂对断奶仔猪肠道损伤有较好的修复作用，且其作用机制可能与肿瘤抑制蛋白p53和PGC1α表达调控有关。

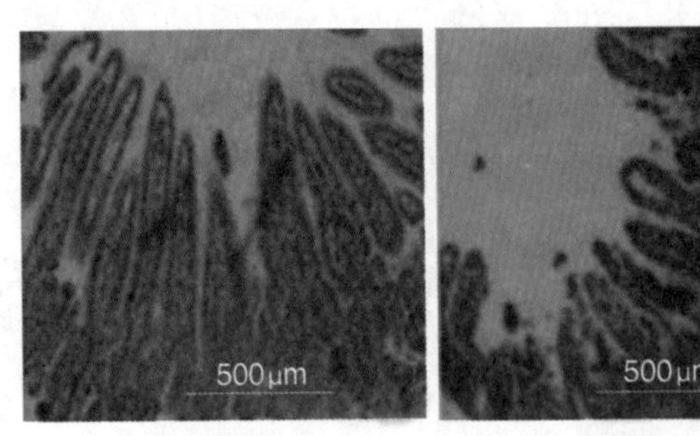

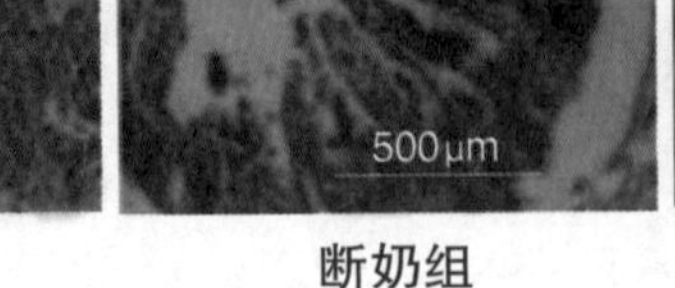
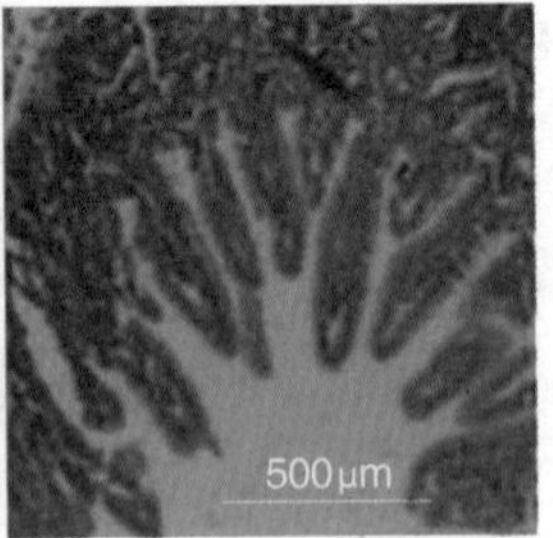

对照组　　断奶组　　抗氧化剂组

图 6-3-6　KB-120 网络抗氧化剂对断奶仔猪回肠组织学评价

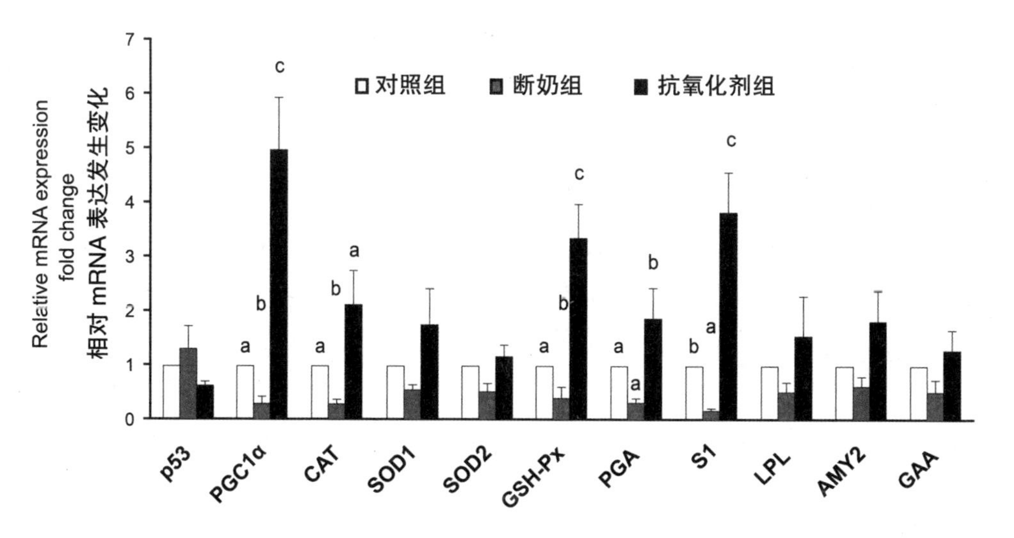

图 6-3-7　KB-120 网络抗氧化剂对断奶仔猪肠道抗氧化酶和相关因子表达的影响

肠道是机体与外界相通的器官，不仅是体内重要的营养物质消化、吸收器官，还具有重要的屏障功能，包括机械屏障、生物屏障、免疫屏障和化学屏障，对维持肠道微生态平衡、阻止肠腔内的毒素、细菌、抗营养因子等有害物质进入体内有重要的作用。机体在遭受任何有害刺激时，会对肠道屏障产生影响，导致肠道屏障功能改变。如超过机体所能适应代偿的程度，肠道将会发生一系列的病理生理变化，出现肠道功能障碍和全身症状，严重者将发生肠衰竭。

肠道是机体应激反应的中心器官。在机体遭受应激源刺激时，最先出现缺氧缺血的状况，发生氧化应激，导致肠道上皮细胞正常生长代谢受阻，细胞功能受损，进一步引发炎症反应。最终可导致肠黏膜形态结构受损，肠道通透性升高，肠道免疫机能障碍，由此引发肠道疾病或全身症状。

通过调节肠道的自由基动态性稳衡，可缓解肠道的氧化应季，维护肠道功能。KB-120可促进肠道上皮细胞活力、抗氧化能力、养分转运载体表达和养分摄取量。肠道上皮细胞对维持肠道功能有重要的作用。陈新丹

（2020）研究发现，KB−120能促进H_2O_2降低的小肠上皮细胞（IPEC−1细胞）的活力，且在一定浓度区间有剂量效应；KB−120可减缓受H_2O_2损伤的IPEC−1细胞活力。以不同浓度（0、50、100、200μg/mL）KB−120处理IPEC−1细胞12小时，再分别加入0mM和0.4mM的H_2O_2处理1小时，发现KB−120可显著提高H_2O_2处理的超氧化物歧化酶（SOD）、过氧化氢酶（CAT）和谷胱甘肽过氧化物酶（GSH−Px）的活性，降低ROS和MDA的产生。

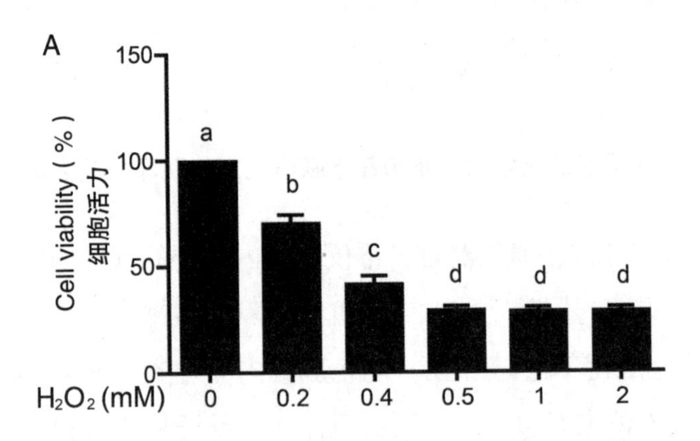

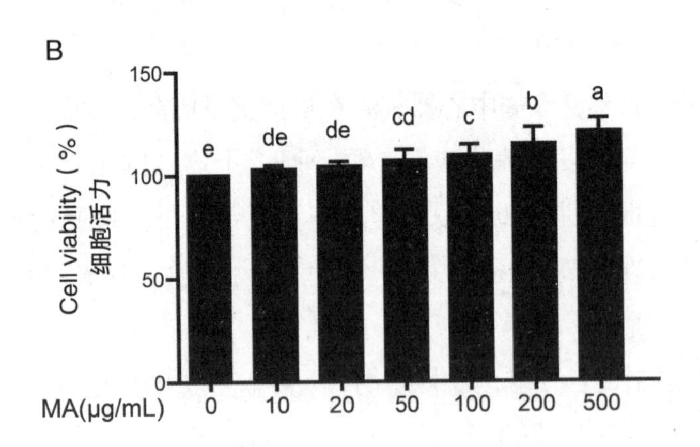

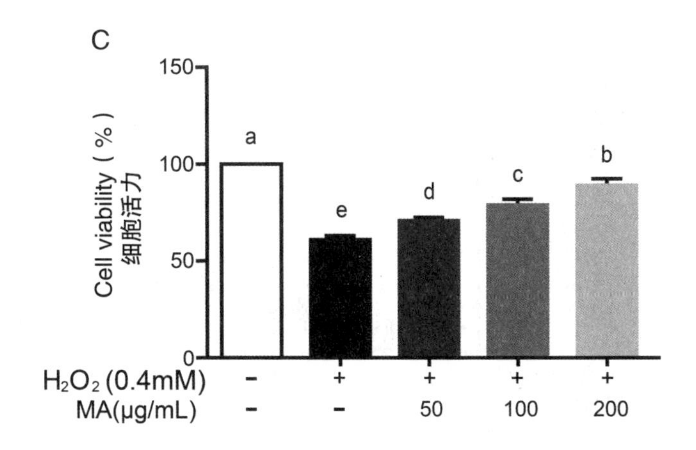
C
150
100
50
0
Cell viability（%）
细胞活力
a
e
d
c
b
H₂O₂ (0.4mM)
MA(μg/mL)
–
+
+
+
+
–
–
50
100
200

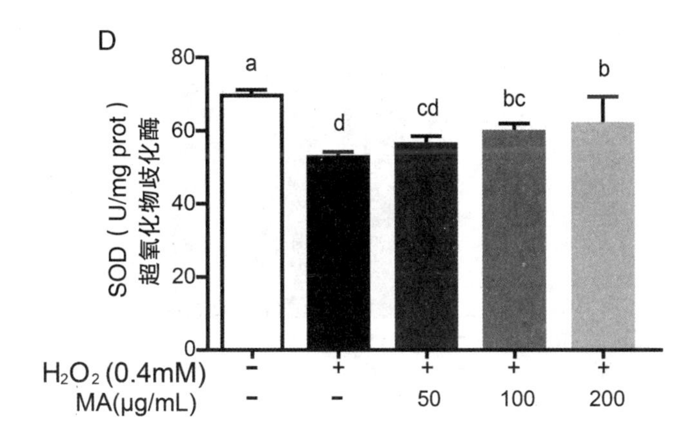
D
80
60
40
20
0
SOD（U/mg prot）
超氧化物歧化酶
a
d
cd
bc
b
H₂O₂ (0.4mM)
MA(μg/mL)
–
+
+
+
+
–
–
50
100
200

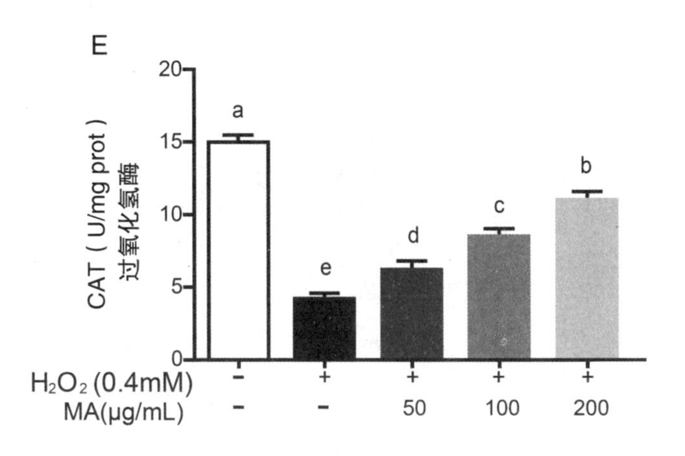
E
20
15
10
5
0
CAT（U/mg prot）
过氧化氢酶
a
e
d
c
b
H₂O₂ (0.4mM)
MA(μg/mL)
–
+
+
+
+
–
–
50
100
200

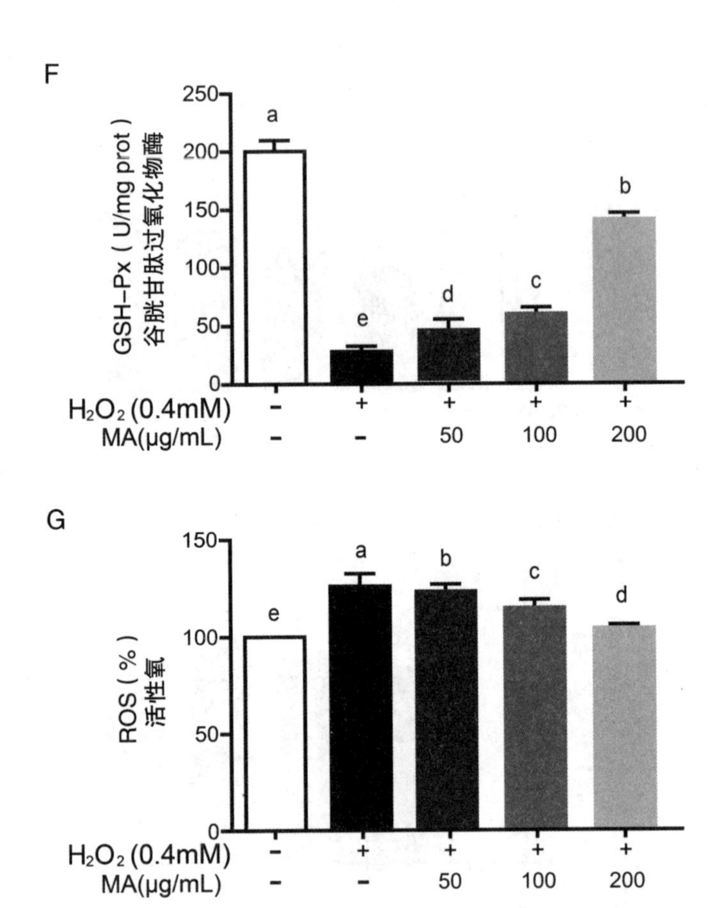

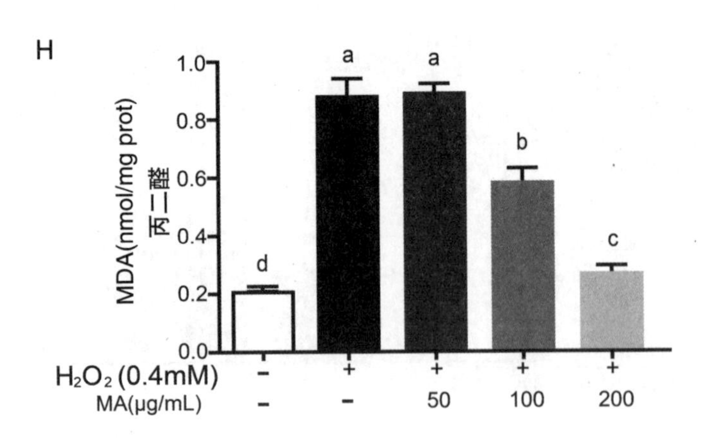

图 6-3-8　H_2O_2 和 MA（KB-120）处理下小肠上皮细胞活力和抗氧化能力的变化

营养物质是生命活动的物质基础。细胞需要的糖、氨基酸和脂肪酸需由细胞膜上的特异性转运载体SGLT-1、PEPT-1和FABP-2运输到细胞内，供细胞利用。陈新丹（2020）研究发现，H_2O_2处理可使IPEC-1细胞SGLT-1、PEPT-1和FABP-2基因表达水平显著下降（$P<0.05$），200μg/mL的KB-120处理，可使细胞SGLT-1、PEPT-1和FABP-2基因表达水平显著提高（$P>0.05$）；H_2O_2处理显著降低细胞摄取葡萄糖和氨基酸的能力（$P<0.05$），KB-120处理可逆转这种现象。可使细胞葡萄糖和总氨基酸摄取量显著升高（$P<0.05$），且这种变化呈现剂量依赖性。

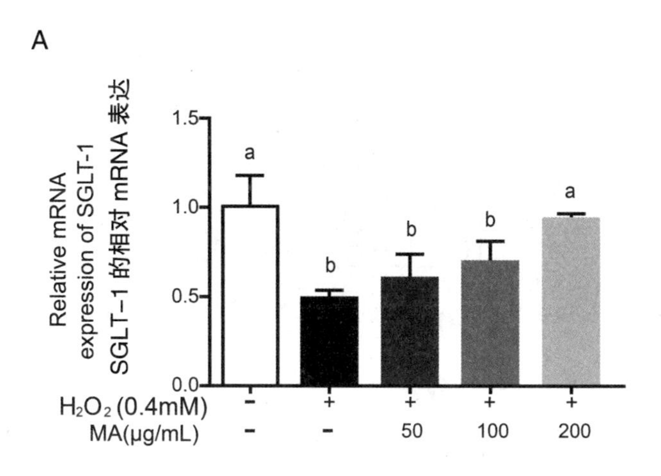

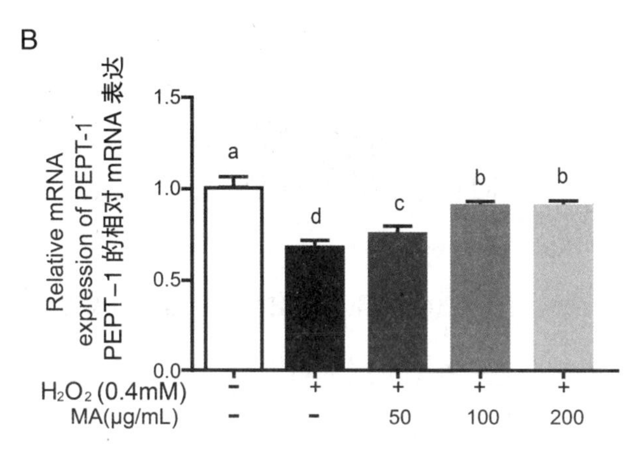

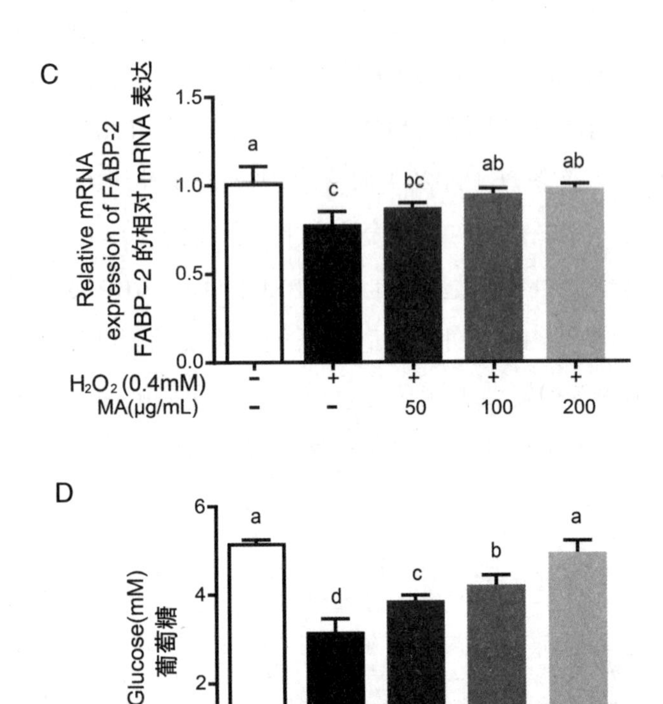

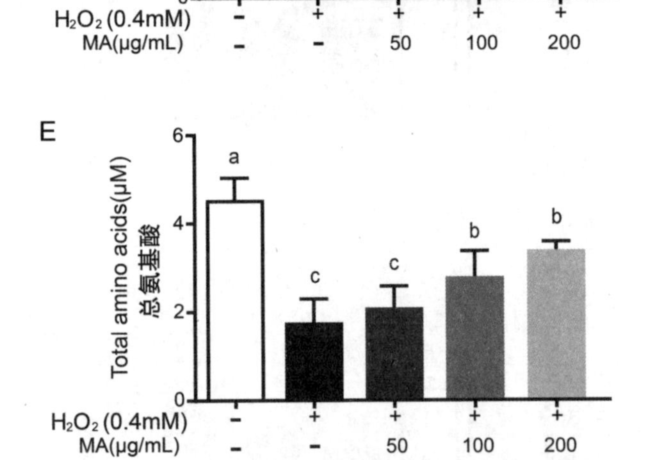

图 6-3-9　H_2O_2 和 MA（KB-120）处理下细胞养分转运载体表达和养分摄取量的变化

KB-120能维护肠道结构，促进肠道吸收功能。消化吸收养分是肠道的主要功能，肠道转运载体表达与肠道养分吸收能力密切相关。CHEN等（2019）以Diquat诱导小鼠肠道氧化应激模型，研究KB-120对肠道吸收能力的作用。发现KB-120能提高空肠SOD、CAT和GSH-Px活性、总谷胱甘肽（T-GSH）含量和总抗氧化能力（T-AOC）（P<0.05），降低过氧化氢（H_2O_2）和丙二醛（MDA）含量（P<0.05），提高空肠肌层厚度、紧密连接蛋白Occludin和ZO-1基因表达水平（P<0.05），小鼠体重增加；KB-120促进小鼠空肠葡萄糖转运载体（SGLT-1、GULT-2和GULT-5）、脂肪酸转运载体（FATP-4、FABP-1和FABP-2）、氨基酸和小肽转运载体（PEPT-1、NBAT、LAT-2和ASC-1）基因表达（P<0.05），说明KB-120有维护肠道抗氧化能力和养分吸收的作用。

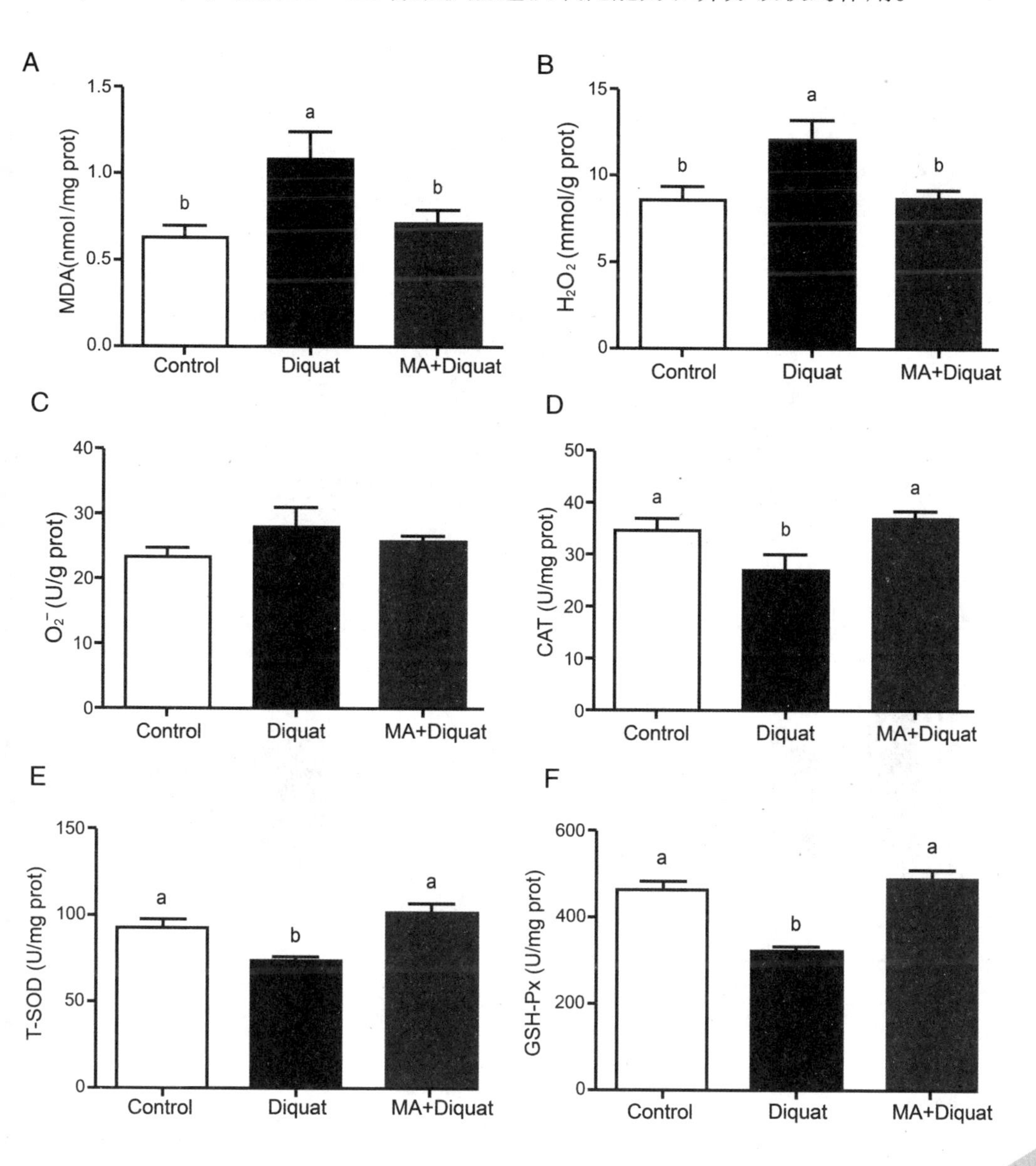

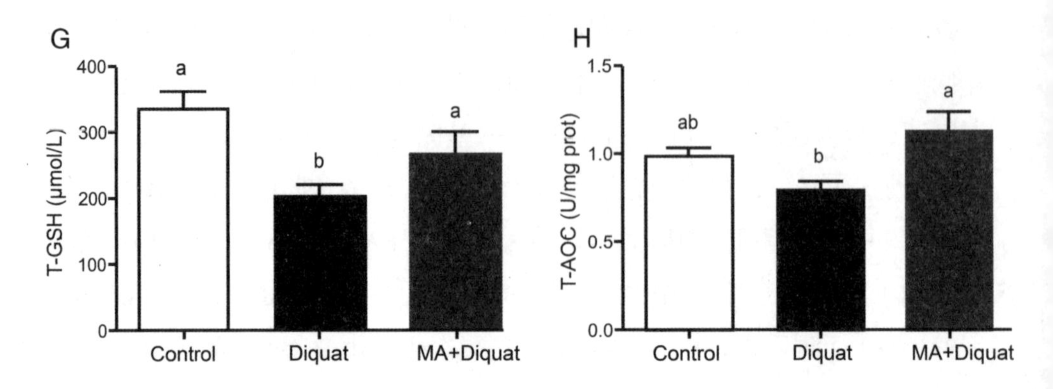

图 6-3-10　KB-120 对 Diquat 诱导的小鼠空肠氧化应激的影响

注: Control 为对照组，Diquat 为 Diquat 处理组，MA+Diquat 为 KB-120+Diquat 处理组。MAD 为丙二醛，H_2O_2 为过氧化氢，O_2^- 为超氧阴离子，CAT 为过氧化氢酶，T-SOD 为总超氧化物歧化酶，GSH-Px 为谷胱甘肽过氧化物酶，T-GSH 为总谷胱甘肽，T-AOC 为总抗氧化能力。数据以平均值 ± 标准误表示（n=6）。相同或无字母代表差异不显著（$P>0.05$），不同字母代表差异显著（$P<0.05$）。

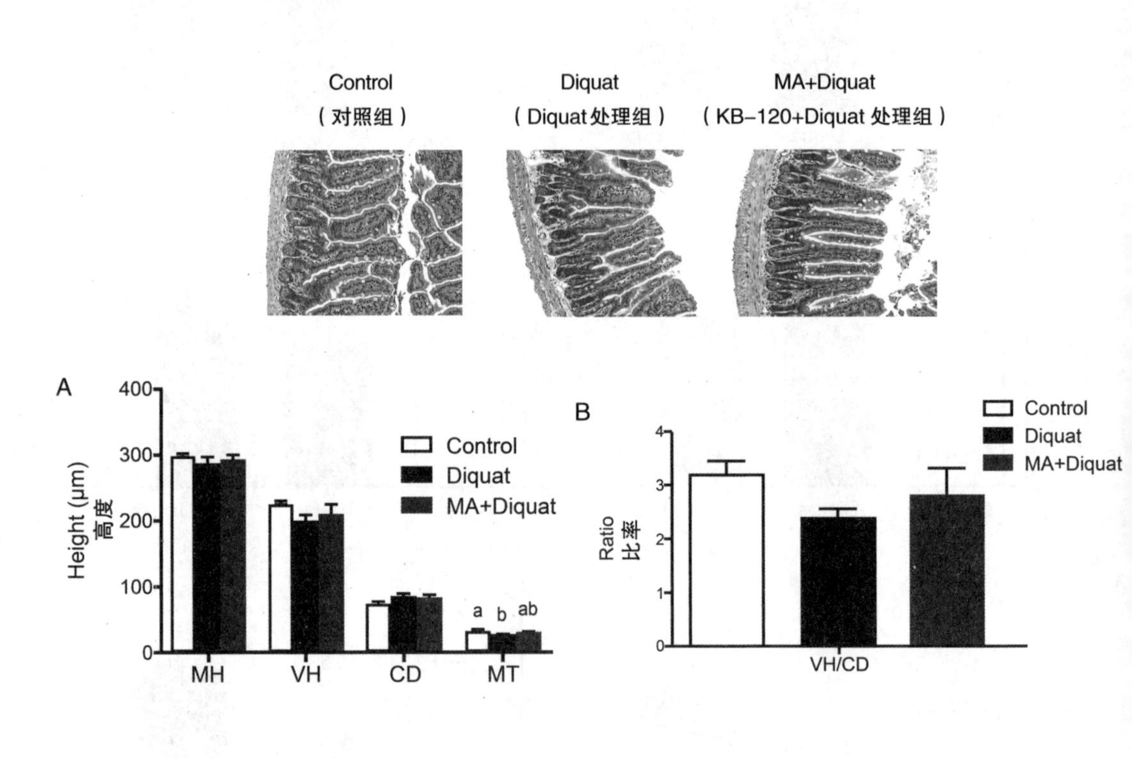

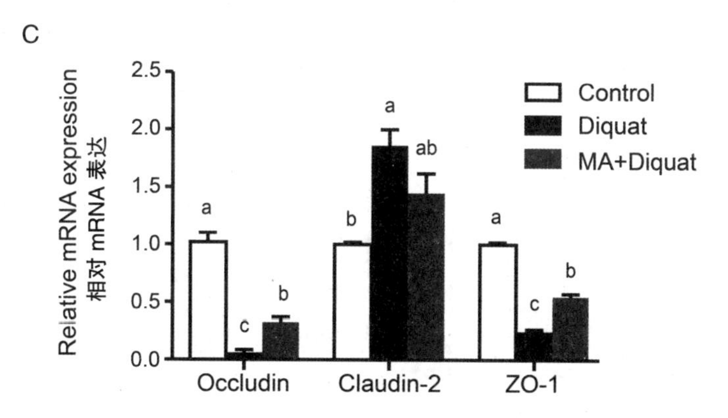

图 6-3-11　KB-120 对 Diquat 诱导的氧化应激小鼠空肠形态结构的影响

注： MH 为黏膜高度，VH 为绒毛高度，CD 为隐窝深度，MT 为肌层厚度，VH/CD 为绒毛高度 / 隐窝深度，Occludin 为紧密连接蛋白，Claudin-2 为密封蛋白 -2，ZO-1 为 ZO-1 基因。数据以平均值 ± 标准误表示（n=6）。相同或无字母代表差异不显著（P>0.05），不同字母代表差异显著（P<0.05）。

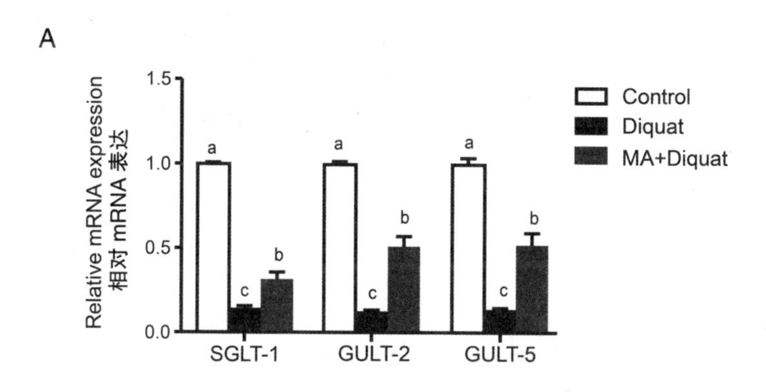

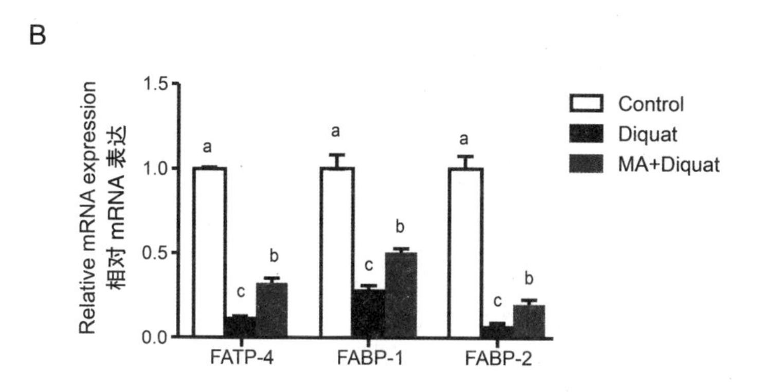

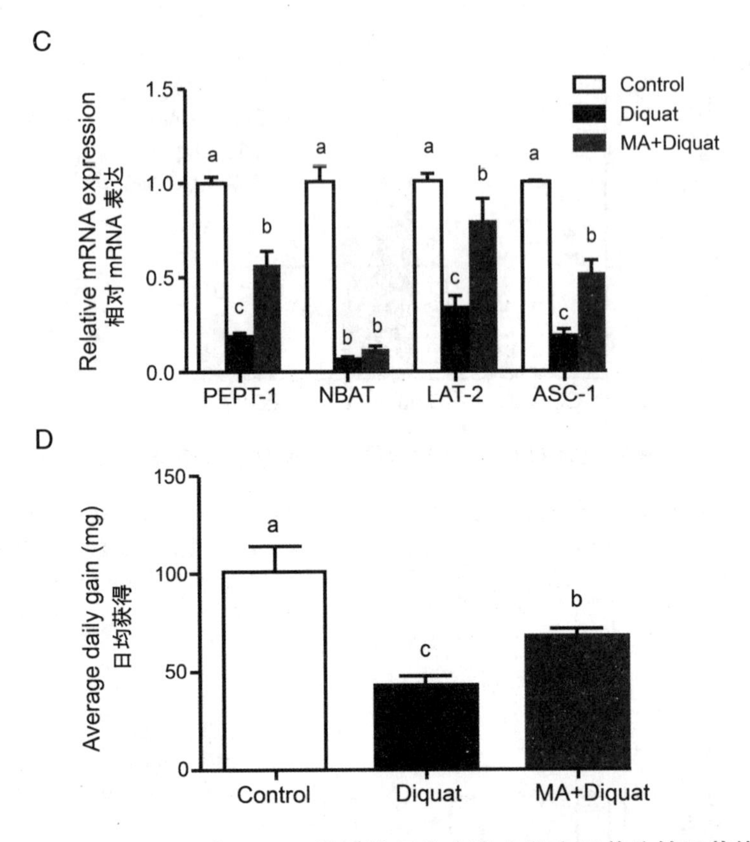

图 6-3-12　KB-120 对 Diquat 诱导的氧化应激小鼠空肠养分转运载体表达和平均日增

注： SGLT-1/GULT-2/GULT-5 为葡萄糖转运载体，FATP-4/FABP-1/FABP-2 为脂肪酸转运载体，PEPT-1/NBAT/LAT-2/ASC-1 为小肽及氨基酸转运蛋白。数据以平均值 ± 标准误表示（n=6）。相同或无字母代表差异不显著（*P*>0.05），不同字母代表差异显著（*P*<0.05）。

多方研究发现，KB-120除了上述方面以外，在其他各个方面也发挥着独特的作用。比如，KB-120在骨质疏松症的修复与改善、疲劳综合征机能修复、睡眠障碍的机能修复、女性内分泌紊乱的改善等方面均有着非常出色的实证作用，而还有更多的功效性验证试验正在进行中，可以预见的是KB-120将在更多方面被广泛采用。

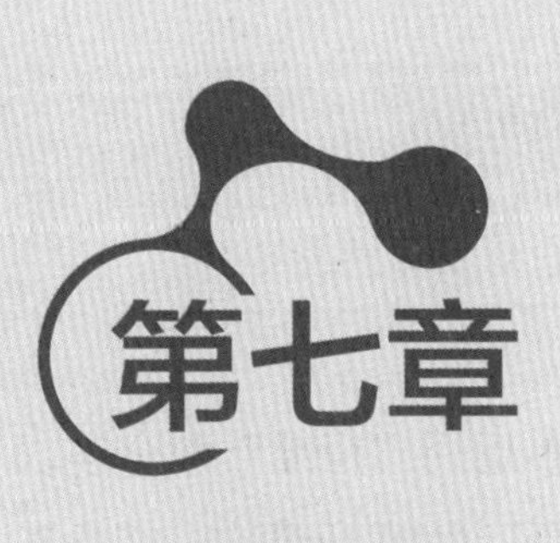

第七章

KB-120精准营养技术对健康管理的重大价值

第一节　人工智能评价健康指标的参与

“精准”两个字对于运营一个实体很重要，运用“精准”两个字，提高效率，减少不必要的浪费，提升管理质量已经为实践所证实，在此基础上形成了“精益管理”“六西格玛质量管理”等经典的管理理论，造就了松下、富士康等巨型成功企业。那么，在我们的个人健康管理中，“精准”两个字又有什么样的地位和作用呢？

回顾人类健康的发展史，其实我们不难看出，人类健康管理技术的发展，就是一部从“模糊管理”到“精准管理”的进化史。

早期的“巫医”，除了一些迷信仪式之外，会使用一些植物、石头等粗陋的工具去治疗疾病。起初，这些工具没有特殊的针对性，对待所有的疾病都是用差不多的器物。但慢慢地，经过长久的经验总结和反复实践，这些植物、石头和其他的一些工具，开始有了更明确的分类和分工，发展成了有确切治疗效果的草药和针灸。而且，这种从粗到精的发展过程，不仅发生在中国、东方，也同样发生在早期的西方社会。

进入现代社会，西医由于擅长借助精密的仪器，使得很多健康问题尤其是诊断手段变得“可视化”，医学进入了一个飞速发展的阶段。第一台真正意义上的显微镜发明至今不过短短300多年，但是这300年来，医学的发展可以说超越了之前几千年的发展速度。而现如今，人工智能技术的发展，又给我们打开了健康管理的新大门。

智慧社区、智慧养老、智慧医疗……这些近年来出现的新名词，都和我们的人工智能技术密切相关。而真正要让我们的健康管理“智能化”，数据的采集与上传、数据库的建立、数据化的管理和分析，以及个性化的精准干预，一样都不能少。

就拿目前健康管理中相对成熟的睡眠管理来举例，从我们个人的角度来实践，只需要穿戴上检测睡眠的“可穿戴设备”，经过一夜安睡，就可以采集到我们睡眠中的呼吸情况、睡眠中的心脏跳动情况、进入深睡眠的时间长度和频率、深睡眠和浅睡眠切换的情况等数据。通过与公共睡眠数据库的对比，专家可以评价我们的睡眠质量并给出相应建议。而不只是通过我们叙述，无力而苍白的判断我们“睡得不太好”。同时，在取得这些建议和采取干预措施以后（比如服用KB-120睡眠改善类产品），我们还可以继续使用这样的智能设备，轻而易举地取得新的睡眠监测数据，并且通过和公共数据库以及个人之前的原始数据做三方对比，评价睡眠管理成效，调整我们的健康干预方案。

当然，这里只是以睡眠管理为例，除了睡眠，体重管理、激素水平管理、饮食营养管理等，均能通过人工智能建立更精准的评价指标体系。既可以结合公共数据做横向对比，又可以参照个人历史数据进行纵向对比，更加精准地锁定干预目标，制定并且实时调整健康管理的个性化方案，减少不必要的浪费和可能带来的不良反应，真正做到“与实时情况精准贴合”的健康管理。

第二节　临床医学辅助治疗的最佳补充

不可否认，无论我们的健康管理做得如何出色，一辈子不生病的概率还是微乎其微。而临床医学的意义，通俗地说，就是通过各种医疗技术和手段，把人从“疾病状态”向“健康状态”推进。

临床医学的治疗过程非常专业也非常复杂，涉及不同的病种、同一病种中的不同进程，甚至同一病种同一进程中的不同个体情况，专业的医生都会给出不同的治疗路径和方案。但是有一点，是所有医生在面对所有疾病，特别是重大疾病中，都需要注意的——那便是疾病状态下的营养调整和营养支持。

在疾病治疗过程中，临床营养知识非常重要，绝不是简单的“低盐、低糖、少油”。但是，从身边的实际情况可以发现，大多数临床医生对营养学的知识尚停留在“大众营养学”的层面，对于不同疾病状态下所需要的专业营养知识储备有限。

其实这也很正常。在非营养专业的临床医学课程设置中，《营养学》的比例低到可以忽略不计；而进入工作中，临床医生的工作安排又总是那么绵密，完成日常工作已经让日程排满了，要再专门针对特定疾病去学习专业而系统的营养知识，确实有一定的难度。好在现在的各大医院，都慢慢开始配备并重视临床营养科建设，情况会越来越好。专业的医院管理者已经意识到，在疾病治疗与管理中，用药和营养都很重要。

但是，毕竟营养科的配备和完善还需要过程，很多营养知识仍然会被误读。比如，常见的“动脉粥样硬化”这个疾病，从营养角度去干预，不少有大众营养知识的人包括医生，会联想到胆固醇，并建议患者减少胆固醇摄入。而实际上，专业的营养学研究表明，动脉粥样硬化患者最有效的营养干预，并不是单纯减少胆固醇的摄入，而是应该多摄入具有抗氧化功能的食物或者膳食补充剂，增加患者的抗氧化能力。这是因为，当人体内处于过氧化状态时，氧自由基太多，大量低密度脂蛋白（LDL-ch）被氧化成了氧化型低密度脂蛋白，此时血液中的单核细胞，就会吞噬这些氧化型低密度脂蛋白，然后进入血管内皮细胞下面慢慢咀嚼消化。这些细胞里面充满了脂类物质，看起来像泡泡一样，在医学上叫泡沫细胞，动脉粥样硬化就是这样产生的。因此，要治疗动脉粥样硬化，除了必要的临床药物干预以外，还应该进行科学的营养补充。

我们身边就有这样一个案例。患者男性，65岁，10年前经体检发现颈动脉和股动脉均有动脉粥样硬化，尤其颈动脉，左右狭窄程度均超过60%。在药物干预的同时，使用KB-120抗氧化辅助干预，10年来颈动脉斑块没有加重，更神奇的是，股动脉斑块慢慢消失了。而身边其他一些同样有动脉粥样硬化的朋友，在营养干预上基本都一直在和胆固醇较劲，控制胆固醇摄入，但是动脉粥样硬化的情况并没有好转，有些甚至越来越严重了。

除了动脉粥样硬化的营养误区，年轻化趋势明显的甲状腺疾病和发病率越来越高的阿尔茨海默病等疾病，其实都和饮食及营养有关。而且每个人的情况不同，必须仔细分析个人的菜谱和习惯，而不只是一味遵循一般的原则。比如在吃肉这件事上，现在有不少营养书籍和讲座都会推荐少肉多菜，但实际上，以中国人的饮食结构来说，我们对肉的摄入本来就比较少，如果再刻意减少，反而会引起激素失衡等问题。因此，在遇到病患时，医生不仅要对症处理，也要重视临床治疗的最佳辅助手段，从源头助其康复。

第三节 比起重获健康，维护健康更有意义

早在5000年前的黄帝时代，东方高明的医者就推崇“上工治未病”。而西方医学的奠基人希波克拉底（公元前460年～公元前370年）也在他的论文集《箴言》中提到“无故困倦是疾病的前兆”。在健康—亚健康—疾病这一系列关系的认识上，东西方医学对于“在亚健康阶段即予以重视并干预”这一点的看法是完全一致的。

到了现代社会，由于经济的发展和文化的普及，每个人都更加重视健康，追求拥有健康的体魄。大家或多或少都已经认识到，健康的身体是幸福生活的坚实基础。但是究竟如何对待自己的亚健康状态？如何科学地看待医疗和保健之间的关系？如何在纷繁复杂的各种知识和方法中选取适合自己的保健方案？大多数人并不明确。

幸运的是，大家看了本书后应该明白，其实，人体就如同一部精密的机器，在各种外源性刺激（如紫外线、空气污染、农残食物、生存压力等）和内源性刺激（如隐性炎症等）的环境下，一天24小时不间断运作。明白了这个大前提，我们就可以把身体工作的情境具体化。想象有这么一台“人体精密机器”为我们全天候工作，我们不仅应该在出现问题的时候及时修理这台机器（治已病），更应该在平时尚未呈现出明显问题的时候就定期给这台机器做保养（防未病），以保证这台机器可以健康地、持续地、更长年限地工作，直到生命尽头。

关于如何科学保养人体这台机器是个大学问。无数前人在这方面付出

了毕生的精力，也为我们积累了大量的方法、数据和案例。然而，所有的方法应用，都需要有总原则的指导，否则就会杂乱无章，极易让人陷入误区。最后，把如何保养身体这台精密机器的原则，做一个梳理和简化，并分解成可操作的步骤和注意点。梳理和简化后的“身体机器保养法则”可以分为三步走。

第一步，了解你的“身体机器”。

无论是看病还是保健，这一步大家通常都会知道。但在实际操作中，“了解自己的身体”却往往被轻视或“误操作”。在我们身边，有不少人没有经过科学的分析，仅仅凭借自己的主观感受，就断定自己非常了解自己的身体；还有一部分人能够做一些体检，掌握一些身体的指标，但是这离我们说的了解自己的身体，还是有着明显的差距。

“真正了解自己的身体机器”是保护身体健康的第一个基础步骤，对自己的健康管理非常重要，但其中也有不少误区和“大坑”。这里总结了3点，帮你真正了解自己的身体机器、科学“避坑”。

1.“基础图纸”。必须收集和了解自己家族的各台“机器”的健康和疾病历史，即采集直系三代的健康史（祖父母、外祖父母、父母）。如果发现有某种疾病高发（比如高血压），则再收集该疾病的“家族史”，即在你的大家族中发生这样的疾病的人有哪些（大家族可以包括兄弟姐妹、叔伯姑妈、舅舅阿姨等）。在采集完以上资料的基础上，如果经济条件允许，建议做一下个人的疾病易感性基因检测（看自己有哪些疾病易感基因）和健康行为分析（比如抽烟、喝酒、饮食偏好等）。然后，结合收集的家族健康资料和所做的基因检测、健康行为分析的结果综合分析，记录下自己的健康背景，也就是形成了书面的“基础图纸”，了解自己对哪些疾病和健康问题要重点关注。

2.“定期检修”。有了“基础图纸”后，必须对自己的“机器”进行科学的定期检查维护，也就是定期体检。这里尤其要避免一个误区，不要觉得每年随便选择一个体检套餐就是科学的定期体检。体检的目的是早发现疾病，不同的体检项目和检测手段对应不同的检测目的、精度和创伤度。不要因为害怕创伤而坚决拒绝某一类的体检（比如胃镜肠镜），也不要因为求完美而选择过多的检查。科学的体检应该要结合大数据（即不同年龄性别对应的各种套餐）、前面绘制的“基础图纸”（某类疾病的易感性）和自己平时的感受（身体的一些临时变化，比如近期间发性拉肚子等），尤其要注意在结合大数据选取体检套餐的基础上，重点关注一些与自己“易感性疾病”相关的特殊检查项目。比如有肺癌家族史的人群，或者健康行为分析中有抽烟行为且吸烟指数≥20包年（每天吸烟包数×连续吸烟年数）、喜欢多油烟烹饪方式，或者生活在肺癌高发地区等其中一个高危因素，那么就应该在体检中增加“低剂量螺旋CT”这个早期筛查项目，以便在早期发现肺部疾病。再比如有糖尿病家族史的人，除了做常规体检中的检测“空腹血糖”这一项目之外，可以增加“餐后血糖”和“糖基化血红蛋白”的检测，以便进一步尽早发现自己身体的问题。

3.**“坚持做功课”**。做到以上两点还不够，科学的定期体检在一般情况下是一年一次的，要了解自己的机器，不能光依靠体检，还需要在平时加一个观察自己身体的“功课”。这里推荐一个简单的“每天5分钟回顾+感受法”。大家都有很好的健康意识，认可身体健康是最重要的，一般也愿意每天花一些时间去做有利于健康的事情。但是保持健康最重要的不只是做什么，还包括能否坚持做。事务太多太繁忙的时候，我们往往会忽略身体的感受，而那时恰恰是身体最需要关注的时候。比如，有个朋友非常注重健康，平时有什么身体状况都很重视，但有一段时间公司上新产品，忙得焦头烂额、脚不沾地，某天早上起来吐痰时发现痰中有少量血丝，当时想着要去医院看看，但回到公司事情一多就淡忘了。小半年以后，再次发生这样的情况，他才想起来去就医，发现是鼻咽癌。他的健康意识很强，平时也很注意，还算是及时发现，但是试想如果第一次痰血就引起重视，结果可能会更好一些。所以建议大家每天留出一个固定的时间观察身体，这个“每天5分钟回顾+感受法”就比较容易每天坚持，睡前固定花5分钟的时间，养成这个“低成本高收益”的好习惯。在你繁忙的时候，更能感受到这个方法带来的裨益。这个方法具体怎么做呢？晚上睡觉躺到床上以后，让自己放松躺平，先花一分钟回顾一下，从早上起床到刚才躺下，身体有没有什么不舒服或异常信号（比如早上刷牙出血）。如果有，记下来，进入下一步“感受”；如果没有，直接进入下一步“感受”。“感受”就是想象有一个切片的机器，从脚底开始把自己一层一层地薄切，一直到头顶，感受身体有什么不舒服。每天睡前抽5分钟时间给身体做一次这样小小的关注，你对身体的感受会越来越敏锐，身体也会在第一时间传递给你重要的健康信号。

除此之外，我们也可以借助人工智能比如“可穿戴设备”等，建立我们自己的健康数据库。这一点，已经在本章的第一节中详细介绍，这里就不再赘述了。

第二步，科学使用你的“身体机器”。

根据以上三个方法，我们可以得出一张总体稳定、细节每日动态变化的“健康图纸”。然后就可以结合自己对于健康的愿望，来确定我们的具体保健方案，科学地使用你的“身体机器”了。

这里非常强调确定自己的“健康愿望”。因为愿望是很重要的，根据你自己的主观愿望，比照实际的“健康图纸”，找到两者之间的差距，才能够确定可得到长期执行的保健方案。比如“减少体脂到正常水平”的健康愿望和“控制血脂在目前基础上不再升高”的健康愿望，二者的保健方案肯定是不一样的。

根据健康愿望和身体实际情况所制订的保健方案，即身体机器的“使用方法”中，要留意饮食注意点、运动策略和抗氧化方案。每个不同的健康愿望和身体实际情况结合所得到的饮食注意点、健康运动策略、抗氧化方案都是不同的，切忌人云亦云，去抄袭别人所谓的好经验。对别人好的未必对你好，每个人的身体机器都是不同的。

这里要再强调一下，抗氧化非常必要和重要。因为我们周边的环境以及生活当中引起自由基过量的机会，实在是太多了。过量的自由基会攻击我们的细胞，引起人体的疾病和衰老。因此，抗氧化是科学使用身体机器中必不可少的功课。很多人看书的时候觉得重要，回到生活中就又忽视了这个问题，就比如在分析了自己的家族谱后，人们大致会有两种心态。一种是觉得沮丧、难过甚至绝望，认为自己的家族疾病谱很可怕，觉得自己无力改变，所以干脆放任不理，过一天是一天；另一种是马上松了口气，家族谱这么健康，完全不用担心，饮食健康、生活规律等和自己没关系，想怎么样做就怎么样做。这两种心态都是祸害，盲目悲观和盲目乐观都是对自己的放任。其实，很多情况下，突发的疾病不是所谓的天降横祸，而是一个人不重视预防，没有采取实际行动帮助身体抗氧化来达到“氧化还原平衡”，对健康管理轻视甚至完全无视而造成的后果。

人生的前期越懒得花时间，懒得去管理，后面就越可能出现你想管理也管理不好的疾病。生病的时候，你会觉得身边那些健康的人特别幸运。那为什么不趁自己目前还很健康，就做一些小小的努力呢？试试科学抗氧化，让自己也成为别人眼中“幸运”的人吧。

因此，树立正确的观念并付诸行动很重要。在学会使用机器的情况下，定期检修即定期体检，然后根据结果反馈动态调整自己的饮食注意点、运动策略和抗氧化方案，这样才保证身体机器是在被你“科学使用”。显而易见，“科学使用”比“故障修理”更能延长机器的寿命。

第三步，提前做好“身体机器”的危机预案。

即使我们全面了解了自己的身体机器，并且也做到了科学使用，难免还是会遇到生病的情况。到疾病发生的时候再着急就迟了，我们应该预先学会两个技能，以应对身体机器故障引起的“危机”。

第一，要学会如何看病。看到这里，你可能会问：看病是医生的专业，他们要学习才对，我作为患者，难道还要学习如何看病吗？是的，作为医患的患者方，你会不会“看病”也是至关重要的。当然，这里说的“会看病”并不是要你会诊断和治疗疾病，而是指会正确选择就医机构并有效地与医生沟通。

在选择医疗机构的这个问题上，急病要遵循就近原则；小病则可以选择较近的正规医院即可；但如果疑似大病，建议寻找几家权威的医院，充分诊断并听取医生的治疗方案。不要怕麻烦，大病的情况值得你在前期投入大量的精力，以选择最优的诊疗方案。平时我们会遇到有生病的朋友询问：如果医生要求你做很多检查，要不要照单全做？我们一般会建议听医生的，因为医生要求你做的检查，能够辅助疾病的全面诊断，而全面诊断的好处显而易见——不会让你因漏诊而延误治疗或错失治疗良机。但是有一种情况例外，就是如果遇到有创伤性的诊断检查，到底要不要做？我的建议是寻找多家权威的医院，听取占多数的那一类意见。

除了选择医疗机构之外，你还要掌握与医生沟通的技巧，做好充分的“看病前准备”。看病时什么事情是最重要而通常被忽略的呢？其实就是和医生的有效沟通。排队2小时，看病3分钟——这样的情况几乎是常态，如何高效沟通真的是一门学问。要知道，你提供给医生的信息，是医生进行疾病初步判断和进一步检查的基本前提。那么，什么是有效沟通的关键呢？学会提炼医生需要的有效信息，并提出你的问题和担心。给医生的有效信息包括病史回顾、症状描述，这个一定要事先准备，也可以先写下来。因为和医生沟通的时间有限，当场回忆也许会遗漏重要细节。

第二，要学习常见的急救知识。除了要学会看病之外，我们还应提前学习一些常见的急症救治知识，并教会身边人。比如说，心梗的急救、脑梗的急救、烧伤的急救和呼吸暂停的急救这四项。这些急救的学习占用不了多少时间和精力，却会在关键的时候救人一命。

通过阅读本书，相信你也明白了抗氧化的重要性，掌握了健康长寿的诀窍——全面了解自己的“身体机器”、科学使用“身体机器”，并且提早学会“危机处理”技巧。重视细胞的氧化还原平衡，重视亚健康状态的管理，预防疾病的发生，延缓衰老。如果发生慢性疾病（包括某些癌症），要学会与疾病共存，不过分紧张，定期检查，控制进展。

人体本身是个整体。精准管理自身的健康，我们可以做出更好的选择。

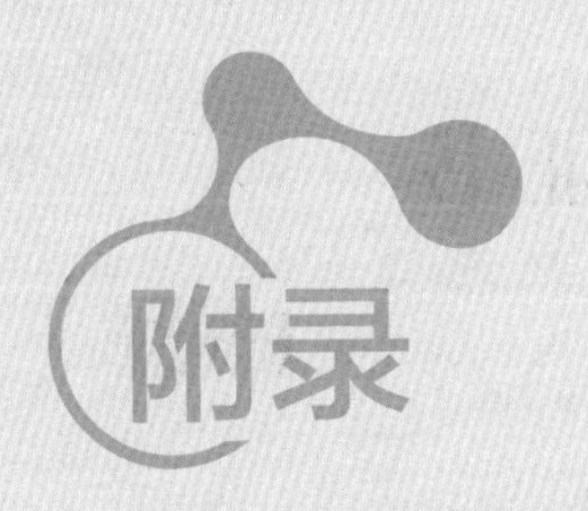
附录

附录一

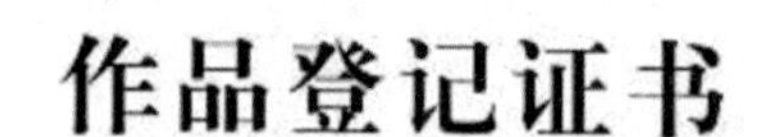

作品登记证书

No. 00565106

登 记 号：国作登字-2018-L-00565106

作品名称：“KB-120”天然多元氧化/还原小分子营养素　作品类别：其他

作　　者：江瀚　著作权人：江瀚生物科技(上海)有限公司

创作完成时间：2017年12月01日　首次发表时间：

以上事项，由江瀚生物科技(上海)有限公司申请，经中国版权保护中心审核，根据《作品自愿登记试行办法》规定，予以登记。

登记日期：2018年06月19日　登记机构签章

中华人民共和国国家版权局 作品自愿登记专用章

中华人民共和国国家版权局统一监制

“KB-120”天然多元小分子网络抗氧化营养素著作权

附录二

BUNDESREPUBLIK DEUTSCHLAND

URKUNDE

über die Eintragung des

Gebrauchsmusters

Nr. 20 2014 102 321.6

IPC
A23L 1/30

Bezeichnung
Mikrobieller antioxidativer Nährstoff

Gebrauchsmusterinhaber
KONGHON BIOTECHNOLOGY (SHANGHAI) CO., LTD., Shanghai, CN

Tag der Anmeldung
16.05.2014

Tag der Eintragung
04.07.2014

Die Voraussetzungen der Schutzfähigkeit, insbesondere die Neuheit des Gegenstandes wurden im Eintragungsverfahren nicht geprüft.

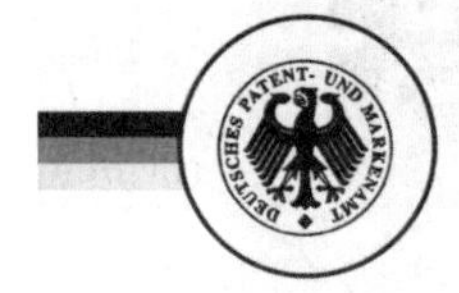

Die Präsidentin des Deutschen Patent- und Markenamts

Rudloff-Schäffer

Rudloff-Schäffer

"KB-120"天然多元小分子网络抗氧化营养素发明专利

附录三

扫一扫

“KB-120”技术国际国内学术期刊发表的论文在线阅读

扫一扫

“KB-120”天然多元小分子抗氧化营养技术视频在线观看

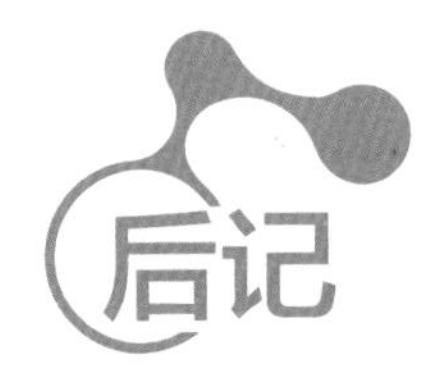

后记

随着近代科技与经济社会的高速发展，人类的生命活动长期处于一个快速改变的环境之中。而所有影响人类健康的环境改变中，氧化应激是最为直接、广泛的重要因素。人体进化而来的机体抗氧化系统，在基础营养失衡以及环境应激持续增加这两个因子的叠加影响下，平衡氧化应激的能力日趋不足。由此造成的机体机能早衰以及慢病的频发，已成为一个有碍于人类健康生活的重要因素。

20世纪90年代，由世界17位著名抗氧化和自由基生物科学家在瑞士萨斯费城召开了会议，签署了著名的《萨斯费城宣言》。宣言的主旨是："科学证据显示，抗氧化剂在维持健康和预防疾病方面扮演了举足轻重的角色。政府机构、科学家和保健专（从）业人员有义务把这些知识推广和普及给大众。"由此，自由基生命科学和天然抗氧化剂应用技术的研究进入了高速发展期。基于对"自由基过量蓄积为万病之源"的不断认识，国际、国内抗氧化健康应用技术的发展日新月异，机体抗氧化产品也受到了广大民众的持续关注。为推进健康中国建设，提高人民健康水平，中共中央、国务院也印发实施了《"健康中国2030"规划纲要》。如何通过有效平衡体内过量自由基对健康的损害，变"治慢病"为"防慢病"，已经成为人们对自身健康管理的共同思考与追求。

本文介绍的"KB-120"天然多元小分子网络抗氧化营养技术，是一项经20年科学实践、在传统抗氧化营养技术的基础上发展而来的创新技术。其平衡机体过量蓄积氧自由基与细胞营养协同作用的优势，特点之一在于可有效阻断自由基链式反应的作用；特点之二在于可同步为细胞修复提供精准的营养。由此形成的对机体亚健康状态修复中“临床功效可评价”的技术核心价值，突破了传统抗氧化技术产品在健康管理的操作实践中，因缺乏可量化数据支持而未能被广泛运用于人们日常生活的技术瓶颈。相关的研究成果，已在国际国内学术刊物上发表论文40余篇。

在漫长的技术研发过程中，KB-120技术的形成与成熟，离不开国际、国内氧化还原生物与医学领域内先行者们的前期工作基础，更离不开齐心协力长期坚持在第一线研究团队的每一位成员。世界卫生组织人类生殖研究合作中心（上海市计划生育研究所）、北京大学第三医院和中信湘雅生殖与遗传专科医院、上海交通大学等机构和单位对KB-120研究工作的参与和支持，更是KB-120技术成就不可或缺的要素。

在此，谨向Wolfgang Schmidt博士、陈希玉博士、夏荻博士、施慧娟博士、郑菊芬主任、顾一骅博士等为KB-120事业发展做出重要贡献的专家学者们，致以由衷的敬意！

健康与长寿，就在您触手可及的身旁。愿KB-120伴随您的健康同行。